Jebisho C. S.
Ravi Sankar M. S.
Arvind Kumar A.

Avanços recentes na obturação de canais radiculares

Jebisho C. S.
Ravi Sankar M. S.
Arvind Kumar A.

Avanços recentes na obturação de canais radiculares

ScienciaScripts

Imprint

Any brand names and product names mentioned in this book are subject to trademark, brand or patent protection and are trademarks or registered trademarks of their respective holders. The use of brand names, product names, common names, trade names, product descriptions etc. even without a particular marking in this work is in no way to be construed to mean that such names may be regarded as unrestricted in respect of trademark and brand protection legislation and could thus be used by anyone.

Cover image: www.ingimage.com

This book is a translation from the original published under ISBN 978-620-7-99621-6.

Publisher:
Sciencia Scripts
is a trademark of
Dodo Books Indian Ocean Ltd. and OmniScriptum S.R.L publishing group

120 High Road, East Finchley, London, N2 9ED, United Kingdom
Str. Armeneasca 28/1, office 1, Chisinau MD-2012, Republic of Moldova, Europe
Printed at: see last page
ISBN: 978-620-7-96338-6

Copyright © Jebisho C. S., Ravi Sankar M. S., Arvind Kumar A.
Copyright © 2024 Dodo Books Indian Ocean Ltd. and OmniScriptum S.R.L publishing group

Índice

INTRODUÇÃO

O sucesso do tratamento do canal radicular depende de um diagnóstico e planeamento do tratamento adequados, do conhecimento da anatomia e morfologia do canal, do desbridamento do canal, da esterilização do canal e da obturação. A obturação do canal radicular é definida como "o preenchimento tridimensional de todo o sistema de canais radiculares o mais próximo possível da junção cementodentinária. Quantidades mínimas de selantes do canal radicular são biologicamente compatíveis e são utilizadas em conjunto com o material de obturação do núcleo para estabelecer uma selagem adequada"(1) A fase de obturação do tratamento do canal radicular recebe muita atenção. Historicamente, foi-lhe atribuído o papel de passo mais crítico e a causa da maioria dos insucessos do tratamento. Um relatório antigo e frequentemente citado afirmava que a maioria dos insucessos do tratamento podia ser atribuída a uma obturação inadequada(2). O objetivo final da terapia do canal radicular é a obturação tridimensional do espaço endodôntico depois de este ter sido completamente limpo, modelado e desinfectado. O objetivo da obturação é selar todos os "portais de saída" para impedir qualquer tipo de comunicação ou troca entre o endodontium e o periodontium. Deve, portanto, preencher completa e duramente o espaço do canal radicular, no qual não devem permanecer quaisquer espaços vazios. O microscópio cirúrgico e o advento da instrumentação rotativa de níquel-titânio proporcionaram um salto quântico em direção a um padrão mais elevado de endodontia. A adesão fez muito o mesmo para a dentisteria restauradora, combinando o melhor da adesão com a obturação endodôntica, que agora se tornou realidade. Na opinião dos autores, a adesão na obturação do canal representa outro salto quântico para a especialidade. (3)

Objectivos da obturação

O objetivo da obturação é criar uma vedação completa ao longo do comprimento do sistema de canais radiculares, desde a abertura da coroa até à terminação apical.

A função geral de uma obturação radicular é ocupar o espaço instrumentado do canal radicular para permitir a cicatrização adequada do tecido periapical.

Especificamente, tenta:

(1) Para evitar a fuga de organismos bacterianos, elementos bacterianos e elementos nutricionais do ambiente oral para o canal radicular (fuga coronal).

(2) Para conter o crescimento de quaisquer bactérias sobreviventes nos túbulos dentinários e nas partes não instrumentadas do espaço do canal radicular.

(3) Para evitar a libertação de elementos bacterianos na outra direção, ou seja, do canal radicular para o ambiente apical (fuga apical).

(4) Para evitar a fuga de elementos nutritivos do tecido periapical para o espaço do canal.

Momento da obturação

Vários factores, como os sintomas do doente, o estado da polpa e do periradicular e as dificuldades do procedimento, afectam os tempos de obturação e o número de consultas.

Sintomas do doente

- Se o paciente apresentar sensibilidade à percussão, isso indica inflamação no espaço do ligamento periodontal, o canal não deve ser obturado antes de a inflamação ter diminuído.

• No caso de pulpite irreversível, a obturação pode ser concluída numa única visita se a principal fonte de dor, ou seja, a polpa, tiver sido removida.

Estado da polpa e do periradicular

• Os dentes com polpa vital podem ser obturados na mesma consulta.

• Os dentes com polpa necrótica podem ser tratados numa única consulta se o dente for assintomático. - A presença de um exsudado purulento, mesmo que ligeiro, pode indicar a possibilidade de exacerbação. Se o canal estiver selado, a pressão e a subsequente destruição dos tecidos podem avançar rapidamente.

Quando obturar?

- Quando o canal é limpo e moldado para um tamanho e secura óptimos.

- O dente é assintomático (ou seja, sem sinais de patologia periapical ativa).

- Não há drenagem do seio.

- Não há maus cheiros provenientes dos canais.

Extensão da obturação

Verificou-se que a obturação deve ser efectuada ao nível da junção dentinocementária.

Obturação excessiva: é a obturação completa do sistema de canais radiculares com o excesso de material extrudido para além do forame apical.

Sobreextensão: é a extrusão do material de obturação para além do forame apical, mas o canal pode não ter sido completamente preenchido.

Obturação inferior: É uma obliteração tridimensional parcial/ semi/incompleta do canal radicular com a área apical do espaço do canal radicular não preenchida.

Sob extensão: Material de obturação a curta distância do ápice com canal pouco preenchido e área apical do canal radicular não preenchida. (4)

HISTORIAL DO TRATAMENTO DO CANAL RADICULAR

A primeira evidência de tratamento "dentro de um dente" remonta a cerca de 200 a.C., quando os arqueólogos descobriram um crânio humano no norte do deserto israelita do Negev que continha um dente com um fio de bronze de 2,5 mm, que se acredita ter sido utilizado pelos romanos como tratamento para dentes infectados.(2) Presume-se também que os romanos inventaram as coroas e as dentaduras. Algumas centenas de anos mais tarde, descobertas arqueológicas revelaram que as infecções dos canais radiculares eram drenadas como método de alívio da dor.(3) Pensa-se que este foi o principal método de tratamento dos canais radiculares infectados, com exceção da extração, até cerca de 1600. Em 1687, Charles Allen escreveu o primeiro livro escrito em inglês dedicado exclusivamente à medicina dentária.4 No seu livro, discutiu os procedimentos para o transplante de dentes, "retirando os dentes podres ou cotos e colocando nos seus lugares alguns dentes sãos retirados imediatamente da cabeça de algum pobre corpo."(5)

Uma das teorias originais para a causa da dor de dente era a teoria do "verme do dente". Esta teoria remonta aos tempos da Babilónia4, mas esta crença nos vermes como agente causador da cárie dentária continuou até ao final do Renascimento.6 Especificamente, a teoria afirmava que um verme dentário residia na parte oca de um dente, onde causaria uma dor de dentes ao roer a estrutura do dente.4 Um método de expulsar o verme do seu esconderijo no dente oco consistia em tentá-lo com mel espalhado no exterior do dente; isto faria com que o verme emergisse para comer o mel, altura em que poderia ser arrancado da boca.(6) Outro método comum consistia em aquecer sementes de henbane com carvão e fazer com que o indivíduo com o dente afetado inalasse os vapores. A planta de onde estas sementes são retiradas tem também propriedades narcóticas que aliviam a dor de dentes. (7)

O professor Jacobaens, da Universidade de Copenhaga, relatou que, depois de ter raspado um dente cariado, viu sair um verme, que colocou na água e observou enquanto nadava.(6) Um outro médico afirmou ter colocado óleo rançoso numa cavidade, o que lhe permitiu expulsar vermes com uma polegada e meia de comprimento. 8 Pensava-se que a expulsão destes vermes provocava a cessação das dores de dentes.(8)

Algumas décadas mais tarde, em 1700, Anton van Leeuwenhoek, o "pai da microscopia moderna", trabalhou com queijo infestado de vermes em resposta ao recebimento de vermes do presidente da Royal Society of London, o mais augusto corpo científico de sua época.(6) Embora seu trabalho não tenha invalidado completamente a teoria do "verme do dente", definitivamente fez muito para diminuir sua aceitação. Especificamente, Leeuwenhoek atribuiu a dor de dentes à inflamação pulpar; no entanto, não discutiu corretamente a sua etiologia.(6) Atribuiu incorretamente a dor a um resultado do verme que corroía o dente, em vez da ação inflamatória das toxinas bacterianas na polpa dentária.(6) Além disso, afirmou que a redução da dor era o resultado de matar os vermes com o uso de Oyl of Vitriol. A realidade é que o ácido sulfúrico destruiu qualquer tecido nervoso vital remanescente na polpa, que é o que mais provavelmente levou à redução da dor. A utilização do ácido sulfúrico foi efetivamente praticada até ao final do século XIX.(6)

Cerca de trinta anos mais tarde, em 1729, Pierre Fauchard - conhecido como o pai da medicina dentária moderna - escreveu o seu livro *The Surgeon Dentist*. Neste livro, descreveu não só as cavidades pulpares e os canais radiculares, mas também a prática de abrir os dentes para aliviar os abcessos e evacuar o pus.(4) Mencionou alguns remédios diferentes para aliviar a dor de dentes, um dos quais consistia em deixar um dente aberto até três meses, período após o qual enchia a câmara pulpar com folha de chumbo. Outro remédio de que Fauchard falava consistia em enxaguar a boca todas as manhãs e também antes de se deitar com o próprio enxaguamento (urina) imediatamente após a sua emissão, sempre na condição de o indivíduo não estar doente.(1)

Embora esses métodos pareçam ridículos hoje em dia, eles devem ser vistos no contexto das práticas e conhecimentos médicos da época. Considere a quantidade de doenças em que a sangria era usada como tratamento durante esse período.

Por fim, o último método de alívio do desconforto mencionado por Fauchard está mais diretamente relacionado com questões endodônticas, uma vez que envolve a extirpação da polpa, ou trepanação do dente, utilizando uma pequena agulha ou alfinete.(1,4) Outro procedimento endodôntico comum encontrou as suas raízes em meados de 1700, quando um dentista alemão discutiu o primeiro capeamento da polpa. Especificamente, isto ocorreu em 1756, quando o Dr. Phillip Pfaff, dentista de Frederico, o Grande, discutiu a colocação de um tampão nas polpas expostas utilizando folha de ouro ou chumbo.(1, 4, 9, 10) Isto foi feito para evitar que o nervo exposto entrasse em contacto direto com a restauração.

Embora houvesse muitas modalidades diferentes de tratamento dentro da terapia endodôntica durante o final dos anos 1700 e início dos anos 1800, um grande avanço ocorreu em 1838, quando Edwin Maynard criou o primeiro instrumento projetado especificamente para a endodontia. Além disso, inventou a espingarda Maynard, pela qual se tornou mais famoso, uma vez que a sua espingarda era utilizada por exércitos de todo o mundo.(4) Pouco tempo depois, em 1847, Edwin Truman introduziu a guta-percha no campo da medicina dentária.4 A guta-percha foi utilizada pela primeira vez em medicina dentária como material de obturação e base de prótese4, e o primeiro indivíduo a popularizar a utilização da guta-percha como único material de obturação radicular foi G. A. Bowman em 1867.(1,4,12)

Embora tenham sido desenvolvidos e utilizados muitos outros materiais para a obturação do sistema de canais radiculares, não há qualquer dúvida de que a guta-percha resistiu ao "teste do tempo", provavelmente mais do que qualquer outro material em medicina dentária. Ao longo dos anos, a guta-percha tem-se revelado útil para muitos fins diferentes, tais como: bolas de golfe (gutties), proteção para cascos de barcos, isolamento para cabos subaquáticos, fabrico de rolhas e instrumentos cirúrgicos, só para citar algumas das utilizações mais populares.(13) Não há dúvida de que continuarão a ser desenvolvidos e testados mais materiais de obturação; no entanto, neste momento, a guta-percha é o material disponível mais amplamente aceite.

1943 foi um ano extremamente importante para a endodontia, uma vez que um grupo de indivíduos se reuniu na Palmer House, em Chicago, em fevereiro desse ano, para formar o que foi originalmente designado por The American Root Therapy Association. Em 1944, o nome da organização passou formalmente a ser Associação Americana de Endodontistas, o nome que ainda hoje é utilizado para a associação.(14) A Palmer House foi também o local para a criação da icónica sobremesa americana "o brownie" em 1893. A primeira revista dedicada à endodontia foi *The Journal of Endodontia,* publicada em 1946. De seguida, a Associação Americana de Endodontistas foi constituída em 1955, com 568 membros, e foi formado o Conselho Americano de Endodontia (14). Em 1967, a Associação Dentária Americana aprovou a Endodontia como especialidade (14). O primeiro editor do *The Journal of Endodontics* foi Worth B. Gregory, tendo o primeiro JOE sido publicado em 1975.

Em 15 de maio de 1989, o pedido de rereconhecimento da Associação Americana de Endodontistas foi negado, o que chocou a nossa especialidade, uma vez que a AAE tinha estado a planear o pedido de re□reconhecimento já em 1987, quando a associação formou um Grupo de Trabalho para a Recertificação. Tempos drásticos exigiam uma ação séria; com a liderança do Dr. Gerald Dietz Sr. e dos comités relacionados, a Câmara dos Delegados da ADA apoiou unanimemente o pedido de novo reconhecimento em 8 de novembro de 1989.(15)

A obturação ideal do canal radicular

Vários materiais endodônticos têm sido defendidos para a obturação do espaço radicular. A maioria das técnicas utiliza um material de núcleo e um selante. Independentemente do material do núcleo, um selante é essencial para todas as técnicas e ajuda a obter um selamento estanque.

O Guia de Endodontia Clínica da Associação Americana de Endodontistas descreve o tratamento endodôntico contemporâneo.(1) O tratamento não cirúrgico do canal radicular de dentes permanentes "envolve a utilização de tratamento químico e mecânico biologicamente aceitável do sistema de canais radiculares para promover a cicatrização e reparação dos tecidos perirradiculares". O processo é efectuado em condições assépticas com isolamento por dique de borracha.

Relativamente à obturação, o guia indica que "os selantes de canais radiculares são utilizados em conjunto com um material de obturação semi-sólido ou sólido biologicamente aceitável para estabelecer uma vedação adequada do sistema de canais radiculares". Nesta área, as diretrizes indicam que "os materiais de pasta ou de obturação que contêm paraformaldeído demonstraram não ser seguros. A obturação do canal radicular com materiais contendo paraformaldeído está abaixo do padrão A avaliação do tratamento não cirúrgico baseia-se principalmente no exame radiográfico pós-tratamento. Os critérios radiográficos para avaliar a obturação incluem as seguintes categorias: comprimento, conicidade, densidade, remoção da guta-percha e do selante até à junção cemento-esmalte facial nos dentes anteriores e até ao orifício do canal nos dentes posteriores, e uma restauração provisória ou definitiva adequada. Só com esta abordagem é possível identificar e corrigir as deficiências. Embora a anatomia e a morfologia do espaço radicular variem muito, o canal radicular obturado deve refletir a forma original do canal. Os erros de procedimento na preparação, tais como a perda de comprimento, o ledging, o transporte apical, a perfuração apical, a perfuração de stripping e os instrumentos separados, podem não ser corrigíveis. Os erros na obturação, como o comprimento, os espaços vazios, a remoção inadequada dos materiais de obturação e a temporização, podem ser corrigíveis. A interpretação radiográfica pode variar entre os clínicos devido a diferenças na radiopacidade dos cimentos/selantes dos canais radiculares, constituintes de marcas específicas de guta-percha, interpretação de espaços vazios in vivo versus in vitro,(4,31) a anatomia óssea sobrejacente, a angulação radiográfica e a visão bidimensional limitada do canal ou canais radiculares obturados.

Selantes

• Os selantes são agentes ligantes, utilizados para preencher o espaço entre a parede do canal radicular e o material obturador.

• Preenchem também as irregularidades, as discrepâncias, os canais laterais e os canais acessórios.(5)

De acordo com Grossman, os requisitos ideais do cimento endodôntico são

➢ Deve ser foleiro.

➢ Deve proporcionar uma vedação hermética.

➢ Deve ser radiopaca.

➢ Deve ser fácil de manipular.

➢ Não deve encolher durante a secagem.

➢ Não deve manchar a estrutura dentária.

➢ Deve ser bacteriostático.

➢ Deve assentar lentamente.

➢ Deve ser insolúvel nos fluidos dos tecidos.

➢ Deve ser biocompatível.

➢ Deve ser solúvel num solvente comum.

➢ Para além dos requisitos originais de Grossman, um vedante:

➢ Não deve provocar uma resposta imunitária nos tecidos perirradiculares.30

➢ Não deve ser mutagénico nem cancerígeno(31).

A.   Deve ser foleiro:

Um cimento endodôntico ideal também deve aderir à dentina e ao material de obturação do núcleo. Por isso, o cimento deve ser pegajoso quando misturado para proporcionar uma boa adesão entre ele e a parede do canal quando estiver pronto. Podem esperar-se diferenças nas propriedades adesivas dos cimentos endodônticos, porque a sua interação com a dentina ou a guta-percha pode variar com a sua composição química. Verificou-se que a adesão aumentava com o tempo, reflectindo alterações dimensionais. Tagger et al. argumentaram que o termo adesão deveria ser substituído por ligação no caso dos cimentos endodônticos, porque a ligação entre as substâncias envolve forças mecânicas de interbloqueio, em vez de atração molecular.(32) Por exemplo, Epiphany/Resilon

B.   <u>Deve proporcionar uma vedação hermética:</u>

A "vedação hermética" é frequentemente citada como um dos principais objectivos do tratamento do canal radicular. "Hermético" é definido como "hermético por fusão ou selagem". O termo hermético é inapropriado; em vez disso, termos como selagem estanque a fluidos, impermeável a fluidos ou estanque a bactérias são mais actuais. Os selantes endodônticos ajudam a preencher as discrepâncias entre o material de obturação e as paredes dentinárias e actuam como um agente de ligação.(33) Um selamento hermético evita a passagem de bactérias para a interface, prevenindo a reinfeção a partir do ápice. Quando o canal é hermeticamente selado pelo material, o selamento não pode ser influenciado pela técnica de colocação do selante porque o próprio material sela adequadamente a interface.(34)

C.   Deve ser radiopaca;

Os cimentos endodônticos devem ser suficientemente radiopacos para serem distinguidos das estruturas anatómicas adjacentes.(35) Isto também permite avaliar a qualidade da obturação radicular através do exame radiográfico. A utilização de um cimento com maior radiopacidade pode dar a impressão de uma obturação compacta, apesar da presença de imperfeições grosseiras. Um material menos radiopaco pode ser considerado ausente em áreas onde está efetivamente presente em pequenas quantidades. (36) De acordo com a norma ISO 6876/2001, a radiopacidade mínima para um cimento endodôntico baseia-se num padrão de referência de 3,00 mm de alumínio. (35) Esta propriedade pode revelar a presença de canais auxiliares, áreas de reabsorção, fracturas radiculares e a forma do forame apical.

D.   Deve ser fácil de manipular;

As partículas de pó devem ser muito finas para que possam ser facilmente misturadas com o líquido.

E.   <u>Não deve encolher durante a secagem;</u>

Todos os vedantes encolhem ligeiramente após o endurecimento e a guta-percha também encolhe quando regressa de um estado aquecido ou plastificado. A ANSI/ADA estabelece que o limite máximo é de 1% para a contração linear e 0,1% para a expansão. A alteração dimensional de todos os selantes foi superior aos valores considerados aceitáveis pela ANSI/ADA. Nos selantes de resina, a retração por polimerização é maior. Isto cria uma lacuna na interface selador-dentina que pode permitir a penetração e multiplicação do micro-organismo. Em seladores dual☐curable, a polimerização lenta melhoraria a chance de alívio da tensão de contração via fluxo de resina.(25)

F.   Não deve manchar a estrutura dentária;

Por razões de aparência estética, um cimento endodôntico não deve manchar o dente. Os efeitos cromogénicos dos cimentos radiculares aumentam quando o excesso de cimento não é removido da dentina coronal da câmara pulpar.(35) A descoloração deve-se aos compostos do cimento que se espalham pelos túbulos dentinários durante ou após a sua presa. Certos componentes como o eugenol, o fenol e os aditivos de prata podem ser as causas da descoloração coronal. AH-26, Endofill, Endomethasone, Kerr sealer, 3Mix e Ledermix causam mais descoloração. É essencial colocar os selantes na porção radicular e apicalmente à margem gengival do dente. A limpeza da câmara pulpar após a obturação com bolinhas de algodão embebidas em álcool absoluto também é essencial.(37)

G.   Deve ser bacteriostático;

O Enterococcus é o microrganismo alvo devido à sua alta prevalência em infecções endodônticas persistentes e é resistente a vários irrigantes e medicamentos intracanais utilizados.(38) Orstavik recomendou o uso de cimento endodôntico com propriedades antibacterianas para diminuir ou evitar o crescimento futuro dos microrganismos remanescentes. (39) Os cimentos endodônticos com atividade antimicrobiana podem ajudar a melhorar a taxa de sucesso do tratamento endodôntico e são especialmente vantajosos em situações clínicas em que existe infeção persistente ou recorrente.(40) Vários compostos podem ter sido responsáveis pelos efeitos antimicrobianos dos cimentos utilizados: eugenol e óxido de zinco, prata, hexametilenotetramina, óxido de cálcio, hidróxido de cálcio e componentes da resina epóxida.(41) Por exemplo, os cimentos Epiphany e AH Plus têm uma grande atividade antimicrobiana.(42) Em dentes com lesões periapicais, o biofilme pode estar presente nas paredes da dentina e na superfície apical externa da raiz, tornando a sua eliminação extremamente difícil durante o tratamento do canal radicular. Nestes casos, os selantes com atividade antibiofilme, como o Sealapex e o MTA Fillapex, serão eficazes.(43)

H.   Deve assentar lentamente:

O tempo de presa de um cimento obturador endodôntico deve permitir um tempo de trabalho adequado para uma melhor obturação. Se o tempo de presa for demasiado rápido, o ajuste e a condensação da obturação serão difíceis. O tempo de presa lento irá interferir com os procedimentos de restauração pós-endodôntica e a irritação dos tecidos pode ser mais pronunciada, uma vez que a maioria dos cimentos endodônticos é tóxica antes do que depois da presa.(44) A Especificação 2 da ANSI/ADA exige que o tempo de presa de um cimento obturador esteja dentro de 10% do indicado pelos fabricantes.(45) O tempo de presa desempenha um papel importante nos efeitos biológicos dos cimentos endodônticos. Por exemplo, o tempo de presa tem influência na citotoxicidade do cimento à base de resina epóxica e na genotoxicidade de todos os outros cimentos.(46)

I.   Deve ser insolúvel nos fluidos dos tecidos:

A baixa solubilidade de um selante endodôntico foi introduzida como um requisito na Norma Internacional 6876 para materiais de selagem de canais radiculares. De acordo com esta norma e com as especificações ANSI/ADA n.º 57 e n.º 30, a solubilidade de um cimento não deve exceder 3% de fração mássica após imersão em água durante 24 horas.(47) Os cimentos endodônticos devem ter baixa solubilidade quando em contacto com fluidos tecidulares para evitar a libertação de compostos químicos na região periapical que podem desencadear uma reação inflamatória.(48) Além disso, a possibilidade de formação de lacunas entre a dentina do canal radicular e o material de obturação aumenta o vazamento bacteriano na interface e também fornece caminhos para o vazamento da cavidade oral e dos tecidos periapicais.(49) A alta solubilidade de um cimento endodôntico pode resultar em perda de estrutura para o ambiente oral e criar falta de integridade no cimento.(50)

J.   Deve ser biocompatível:

Um requisito essencial de qualquer cimento endodôntico como material de obturação radicular constitui um verdadeiro implante que entra em contacto direto com o tecido vital nos forames apical e lateral da raiz ou indiretamente através da restauração da superfície. Diz-se que um material é biocompatível quando o material que entra em contacto com o tecido não desencadeia uma reação adversa, como toxicidade, irritação, inflamação, alergia ou carcinogenicidade.(35) Um cimento biocompatível não deve impedir nem dificultar a reparação do tecido, mas deve ajudar ou estimular a regeneração do tecido lesado. Alguns cimentos são tóxicos quando misturados; outros continuam a exsudar elementos nocivos (dissolução do cimento). A biocompatibilidade do cimento endodôntico é importante devido ao contacto a longo prazo dos seus produtos e/ou produtos de degradação com os tecidos periapicais(46) .

K.   Deve ser solúvel num solvente comum:

O cimento endodôntico deve ser solúvel num solvente comum, se for necessário remover a obturação do canal radicular.(51) O clorofórmio é o solvente mais eficiente para a maioria dos materiais de obturação radicular, em comparação com o eucaliptol, o halotano e o xilol. No entanto, o clorofórmio tem sido relatado como potencialmente prejudicial quando extrudido para o tecido periapical. Pode ser tóxico para os tecidos e demonstrou ser potencialmente carcinogénico. Os óleos essenciais são utilizados devido à sua segurança, biocompatibilidade e não carcinogenicidade comprovadas em comparação com os solventes orgânicos. Por exemplo, Realseal e AH-26. (52)

L.   <u>Não deve provocar uma resposta imunitária nos tecidos perirradiculares</u>:

Durante a obturação do espaço endodôntico, o cimento endodôntico pode entrar em contacto com os tecidos periapicais. Por isso, não deve induzir respostas inflamatórias ou imunitárias duradouras e apenas os materiais que provaram ter uma compatibilidade tecidular aceitável devem ser considerados para utilização.(53) Testar a citotoxicidade de um cimento recentemente misturado é clinicamente relevante porque os cimentos estão no estado não fixado quando são introduzidos nos canais e podem entrar em contacto com o tecido periapical.(54) Por exemplo, GuttaFlow.

M.   Não deve ser mutagénico nem cariogénico:

A presença do componente reativo do ADN resulta em mutagenicidade e cariogenicidade, afectando a biocompatibilidade sistémica dos selantes.(55) O formaldeído é considerado uma substância genotóxica e mutagénica e pode ser carcinogénico. As propriedades mutagénicas do formaldeído estão associadas à sua capacidade de formar dímeros de adeninas através de pontes de metileno.(56) A endometasona contém eugenol, timol e hidrocortisona que causam citotoxicidade.(57)

CLASSIFICAÇÃO DOS CIMENTOS ENDODÔNTICOS

TYPE OF SEALER	COMMERCIALLY AVAILABLE SEALERS
ZINC OXIDE EUGENOL SEALERS	<ul><li>Grossmann's Sealer</li><li>Kerr's Sealer</li><li>Tubliseal</li><li>Wach's Paste</li><li>Endomethasone</li><li>Endofill</li><li>Nogenol</li></ul>
CALCIUM HYDROXIDE SEALERS	<ul><li>Calcibiotic Endodontic sealer</li><li>Sealapex</li><li>Apexit</li><li>Apexit Plus</li><li>Vitapex</li><li>Acroseal</li><li>Diapaste</li><li>Diapex</li></ul>

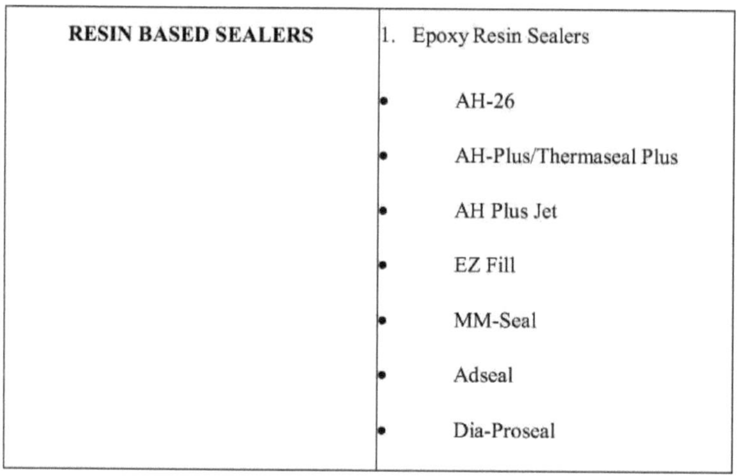

Os cimentos endodônticos são classificados nos seguintes tipos com base na sua composição química(29,51)

	2. Methacrylate Resin Sealers • First Generation-Hydron • Second Generation-EndoREZ • Third Generation-Self Etching-Epiphany, Fibrefill • Fourth Generation-Self Adhesive-RealSEAL SE, MetaSEAL SE
GLASS IONOMER BASED SEALERS	• Ketac-Endo • Activ GP
SILICONE BASED SEALERS	• RoekoSeal • Gutta Flow

CALCIUM SILICIATE BASEDSEALERS	• MTA Fillapex
	• iRoot SP/ Endosequence BC
	• Endo CPM Sealer
	• MTA Plus
	• Smart paste Bio
	• BioRoot RCS
	• Tech Biosealer Endo
	• MTA –Angelus
	• ProRoot Endo Sealer
	• Endo Seal MTA
CALCIUM PHOSPHATE BASED SEALERS	• Nanoceramic Sealer
	• Capseal I & II
	• Smart paste Bio(Smartseal)
	• Quickset 2
	• NeoMTA Plus
SOLVENT BASED SEALERS	• Chloropercha
	• Chlororosin
	• Kloropercha
PARAFORMALDEHDE SEALERS	• Reibler's Paste

A. SELANTES COM ÓXIDO DE ZINCO E EUGENOL:

Os selantes de óxido de zinco eugenol têm um historial de utilização bem sucedida durante um longo período de tempo. Os selantes de óxido de zinco eugenol reabsorverão se forem extrudidos para os tecidos perirradiculares. Apresentam um tempo de presa lento, menor contração de polimerização na presa, solubilidade e podem manchar a estrutura dentária. Uma vantagem deste grupo de selantes é a sua atividade antimicrobiana(29).

O selante de óxido de zinco foi introduzido por Rickert e Dixon e mais tarde melhorado por Grossman; no entanto, em ambas as formulações, a prata precipitada foi usada para a radiopacidade. O selante produzia sulfuretos, que causavam a descoloração dos dentes. Assim, a prata foi eliminada da composição, enquanto o cloreto de zinco foi substituído por óleo de amêndoa para evitar a descoloração dos dentes e, ao mesmo tempo, aumentar o tempo de presa. Mais tarde, foi adicionado tetraborato de sódio anidro ao pó e o óleo de amêndoa foi retirado do eugenol, porque a adição do primeiro melhorou o tempo de ação do selante. A reação de endurecimento dos vedantes de óxido de zinco é uma reação de quelação que ocorre entre o eugenol e o zinco do óxido de zinco.(58)

Recentemente, foram adicionadas nanopartículas de ZnO (ZnO-Np) e/ou quitosano à composição original dos selantes contendo ZnO. Esta modificação inibiu a formação de biofilme na interface dentinária do selante, reduziu a citotoxicidade e melhorou a capacidade de selagem.(59)

VANTAGENS

1.   Os selantes de óxido de zinco apresentaram uma retração mais baixa

(0,14%) quando comparados com os selantes à base de resina (7,81%).60 Uma vez que ocorre uma reação de quelação entre a fase de óxido de zinco da guta percha e os iões de cálcio da dentina, há uma diminuição da retração associada aos selantes de óxido de zinco.(58)

2.   Tem uma propriedade antimicrobiana de longa duração. Os vedantes ZOE demonstraram propriedades antimicrobianas numa variedade de microrganismos, incluindo suspensões de Enterococcus faecalis e bactérias anaeróbias, mesmo 7 dias após a mistura.(61)

3.   As seladoras à base de ZOE são fáceis de manusear.

4.   A radiopacidade de diferentes selantes ZOE foi de 5-7,97 mm Al e, portanto, pode ser considerada insuficiente.(62)

5.   O rácio pó/líquido de 1:3 provoca a expansão volumétrica da guta-percha, o que sela ainda mais o canal.(63)

6.   As alterações dimensionais são muito reduzidas (0,419±0,298) (58).

DESVANTAGENS

1.   A fuga apical em torno dos selantes ZOE aumenta com o tempo de armazenamento (medido até 2 anos) em camadas espessas mais do que em camadas finas.(64)

2.   O formaldeído, que é libertado por certos selantes ZOE, é também um alergénio conhecido que foi classificado como altamente/extremamente citotóxico. Os selantes que contêm formaldeído sugerem danos permanentes no nervo in

vivo.(65)

3.	O eugenol inibiu a condutância nervosa in vitro em experiências com diferentes tecidos nervosos(66).

4.	Os selantes ZOE têm uma solubilidade mais elevada em comparação com outros selantes, tornando-os mais propensos a causar microinfiltração.(67) Isto pode dever-se ao elevado teor de zinco, que leva à desintegração do selante.(68) Detecta-se mais Zn^{2+} na fase inicial de presa (3min), quando ocorre a maior citotoxicidade, do que na fase final de presa. O Zn^{2+} desempenha um papel na redução da viabilidade celular.(69) Devido à perda contínua de eugenol da matriz de cimento por Iixivação, o selante irá decompor o equilíbrio entre a matriz e o eugenol.

5.	Os selantes ZOE apresentam a menor resistência de união, uma vez que os resíduos de eugenol que permanecem na dentina podem interferir com a polimerização da resina adesiva. Atualmente, os selantes ZOE são substituídos por selantes à base de resina para a colocação de FRC.(1)

6. Uma revisão sistemática e uma metanálise efectuadas por Altmann et al. referiram que os cimentos à base de eugenol reduzem a força de ligação imediata dos pinos de fibra cimentados no canal radicular com cimento resinoso, independentemente do tipo de sistema adesivo ou do cimento resinoso utilizado(2).

7. O eugenol é um composto fenólico que apresenta propriedades de eliminação de radicais que podem atrasar a reação de polimerização. Assim, quando em contacto com materiais à base de resina, tais como os agentes de ligação à base de

resina, o eugenol pode reagir com radicais livres e inibir o processo de polimerização. Assim, reduz a força de ligação e o sucesso clínico do procedimento de restauração(3).

Os diferentes tipos de vedantes à base de eugenol são

- Selante de Grossmann

- Selante Kerr

- Tubliseal

- Pasta de Wach

- Endometasona N

- Enchimento final

- Nogenol

1.   VEDANTE DE GROSSMAN

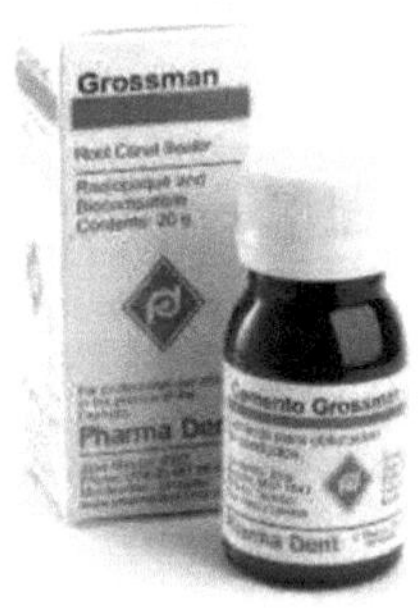

2.   SELADOR DE KERR

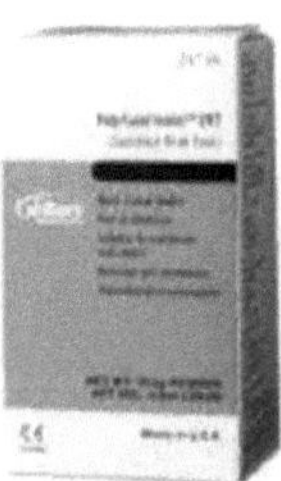

A fórmula de Rickert foi comercializada como Kerr's Pulp Canal Sealer (Sybron Endo/Kerr, Orange, CA). Este selante foi popularizado pelos clínicos que utilizam as técnicas de obturação vertical quente. Uma grande desvantagem do Pulp Canal Sealer era o seu tempo de presa rápido, especialmente com o calor e em regiões com temperaturas elevadas e humidade elevada. Para ultrapassar esta desvantagem, os investigadores formularam o Pulp Canal Sealer EWT (Extended Working Time) (Sybron Endo/Kerr) que, alegadamente, tem um tempo de trabalho de 6 horas.(42)

O Pulp Canal Sealer Standard e o Pulp Canal Sealer EWT diferem na sua composição: O Pulp Canal Sealer EWT não contém iodo timol

3. TUBLI-SEAL

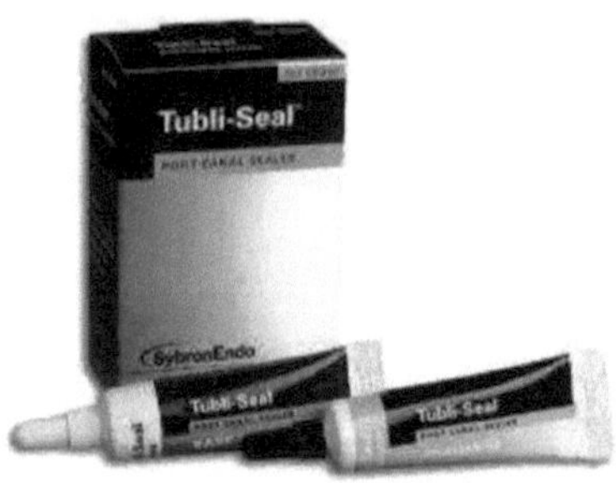

O Tubli-Seal (Sybron Endo/Kerr) é um sistema de duas pastas contidas em dois tubos separados. Desenvolvido como uma alternativa sem manchas ao Pulp Canal Sealer que contém prata, é uma pasta à base de óxido de zinco com sulfato de bário para radiopacidade e óleo mineral, amido de milho e lecitina. O tubo catalisador tem resina polipálida, eugenol e iodeto de timo. É fácil de misturar, mas tem a desvantagem de um tempo de endurecimento rápido. O Tubli-Seal EWT tem as mesmas propriedades que o Tubli-Seal de endurecimento normal, mas tem um tempo de trabalho alargado.(42)

4.   SELADOR DE WACH

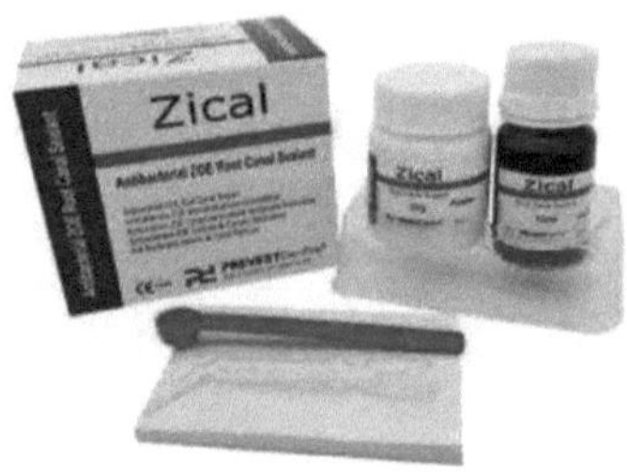

O cimento de Wach (Roth International Inc., Chicago, IL) é constituído por um pó de óxido de zinco, subnitrato de bismuto, subiodeto de bismuto, óxido de magnésio e fosfato de cálcio. O líquido contém óleo de cravinho, eucaliptol, bálsamo do Canadá e creosoto de faia. O líquido confere ao cimento de Wach um odor bastante caraterístico de um consultório dentário antigo. Tem a vantagem de ter uma consistência suave e o bálsamo do Canadá torna o vedante pegajoso. (42)

5.   ENDOMETASONA N

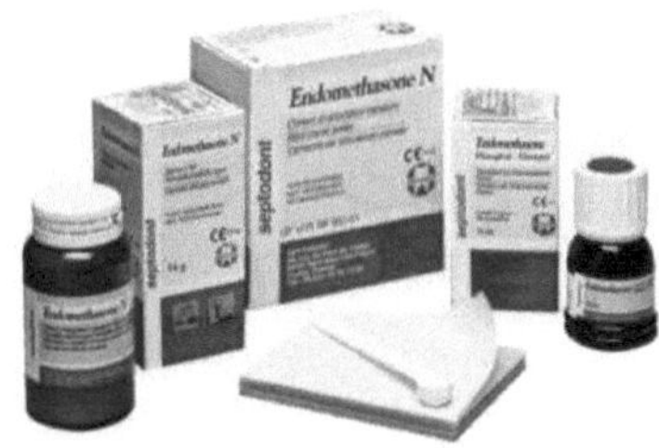

6.   ENDOFILHO

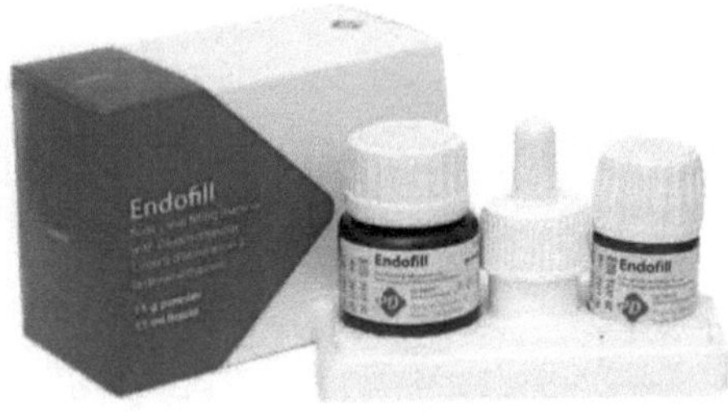

Endofill é uma preparação radiopaca para a obturação permanente de canais radiculares. A sua composição é bem tolerada pelos tecidos e proporciona acções anti-inflamatórias, anti-sépticas e germicidas. Antes de endurecer, a pasta penetra nas fissuras mais estreitas e mantém os seus efeitos terapêuticos durante todo o tratamento até estar completamente endurecida. A obturação final não retrai nem reabsorve.

7.   NOGENOL

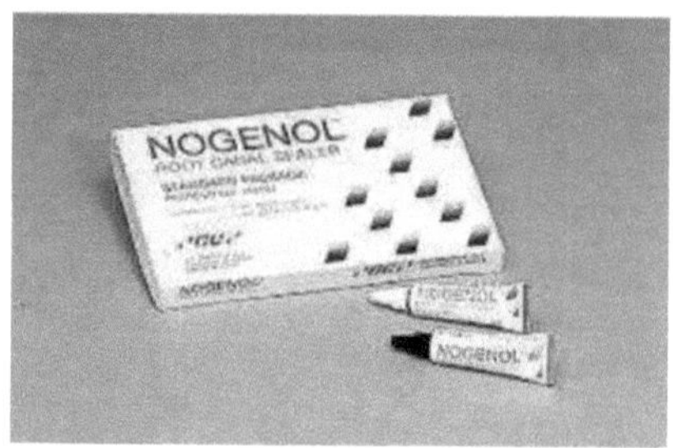

Nogenol (GC America, Inc., Alsip, IL) é um selante endodôntico sem eugenol. Foi desenvolvido para ultrapassar os efeitos irritantes do eugenol. Este produto é uma extensão dos pensos periodontais sem eugenol. Trata-se de um sistema de dois tubos, base e catalisador, com uma base de óxido de zinco, sulfato de bário, oxicloreto de bismuto e óleo vegetal. A colofónia hidrogenada, o abietato de metilo, o ácido láurico, o clorotimol e o ácido salicílico presentes no catalisador aceleram o tempo de presa.(42)

B. SELANTES COM HIDRÓXIDO DE CÁLCIO

A justificação para a adição de hidróxido de cálcio aos selantes endodônticos resulta da observação de bases e revestimentos que contêm este material e das suas capacidades antibacterianas e de reparação dos tecidos. Esta é exercida através da lixiviação de iões de cálcio e hidroxilo para os tecidos circundantes. O hidróxido de cálcio é eficaz na formação de pontes calcárias quando aplicado ao tecido pulpar exposto. Quando o hidróxido de cálcio entra em contacto com a água, liberta iões de cálcio durante a dissociação iónica. A quantidade de iões de cálcio livres determina o seu potencial para induzir a formação de tecido mineralizado. Os iões de cálcio livres são necessários para a migração, diferenciação e mineralização das células. (7)

O mecanismo de ação do hidróxido de cálcio é o seguinte

1.   O hidróxido de cálcio é antibacteriano em função da disponibilidade de iões hidroxilo livres. Tem um pH muito elevado (grupo hidroxilo) que favorece a reparação e a calcificação ativa. Há uma resposta degenerativa inicial na vizinhança imediata, seguida rapidamente por uma resposta de mineralização e ossificação.

2.   O pH alcalino do hidróxido de cálcio neutraliza o ácido lático dos osteoclastos e impede a dissolução dos componentes mineralizados dos dentes. Este pH também ativa a fosfatase alcalina que desempenha um papel importante na formação de tecido duro.

3.   O hidróxido de cálcio desnatura as proteínas que se encontram no canal radicular e torna-as menos tóxicas.

4.   O hidróxido de cálcio ativa a reação da adenosina trifosfatase dependente do cálcio associada à formação de tecido duro.

5.   O hidróxido de cálcio difunde-se através dos túbulos dentinários e pode comunicar com o espaço do ligamento periodontal para travar a reabsorção radicular externa e acelerar a cicatrização.

VANTAGENS

1.   Os selantes de hidróxido de cálcio são biologicamente activos quando os iões de cálcio e de hidroxilo são libertados e melhoram o processo de cicatrização.(8)

2.   A citotoxicidade é mais ligeira quando comparada com outros grupos de selantes(1).

3.   Os selantes de hidróxido de cálcio produzem uma reação inflamatória muito ligeira em caso de biocompatibilidade(5).

DESVANTAGENS

1.   A capacidade de selagem a longo prazo é ambígua quando comparada com outros grupos de selantes.

2.   A atividade antibacteriana é inferior à de outros materiais semelhantes, especialmente os vedantes ZOE e os vedantes à base de resina.

3.   A solubilidade dos selantes de hidróxido de cálcio não é conhecida no fluido tecidular.

4.   Em geral, devido à sua solubilidade, os selantes de hidróxido de cálcio não preenchem os critérios de um selante ideal. (6)

Os diferentes tipos de selantes à base de hidróxido de cálcio são,

- Calcibiótico Selante endodôntico

- Sealapex

- Apexit

- Apexit Plus

- Vitapex

- Acroseal

- Diapasto

- Diapex

1. CRCS

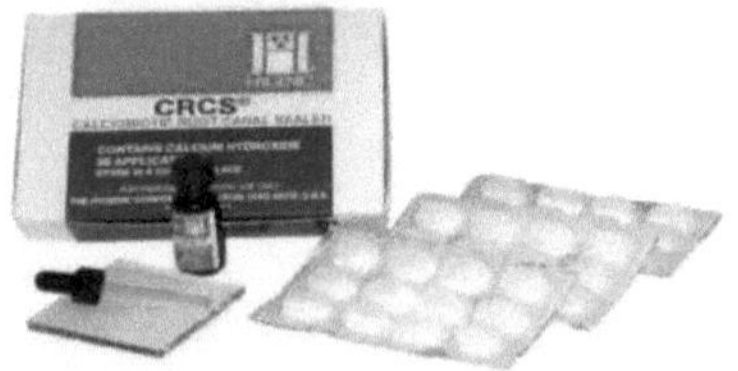

O Calciobiotic Endodontic sealer (Coltene/Whaledent/Hygenic, Mahwah, NJ) é um selante que contém hidróxido de cálcio com uma base de óxido de zinco-eugenol-eucaliptol.

O CRCS é um vedante de endurecimento bastante lento, especialmente em climas secos ou húmidos. Pode demorar até 3 dias a endurecer completamente. O selante de presa é bastante estável, o que melhora as suas qualidades de selagem, mas pode significar que o hidróxido de cálcio não é tão rapidamente libertado, e a estimulação do cemento e da formação óssea pode ser severamente limitada. (51)

2.   SEALAPEX

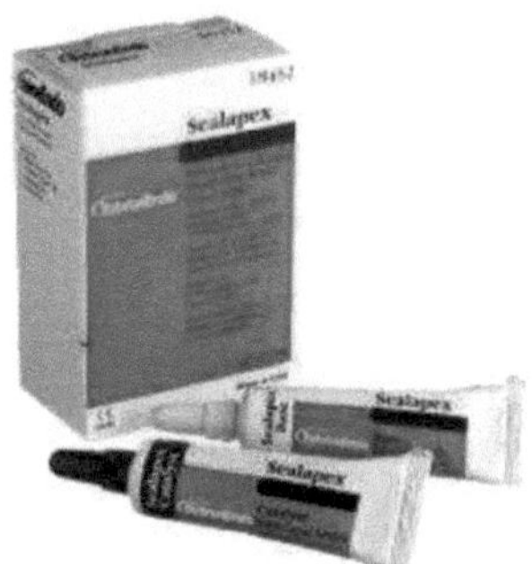

O Sealapex (Sybron Endo/Kerr) é um selante polimérico de hidróxido de cálcio que contém noneugenol e é embalado em dois tubos. O Sealapex tem óxido de zinco na base juntamente com hidróxido de cálcio e também contém butilbenzeno, sulfonamida e estearato de zinco. O tubo catalisador tem sulfato de bário e dióxido de titânio para radiopacidade, e uma resina patenteada, salicilato de isobutilo e aerocil R792. Não tinha maior

do que o Tubli-Seal, tanto às 2 como às 32 semanas. Parece que o Sealapex tinha uma capacidade de vedação comparável à do Tubli-Seal e podia suportar fugas a longo prazo.(51)

3.   APEXIT E APEXIT PLUS

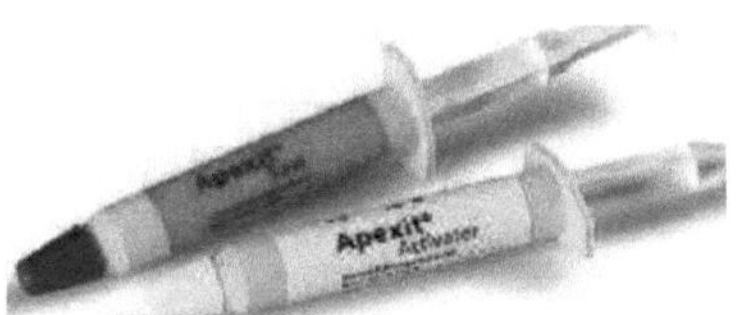

O Apexit (Ivoclar Vivadent, Schaan, Liechtenstein) é um selante de hidróxido de cálcio com salicilatos também incorporados na fórmula. É composto por um ativador (disalicilato, hidróxido de bismuto/carbonato de bismuto e cargas) e uma base (hidróxido de cálcio, colofónio hidratado [isto é, resina de pinheiro] e cargas).(51)

4.   VITAPEX

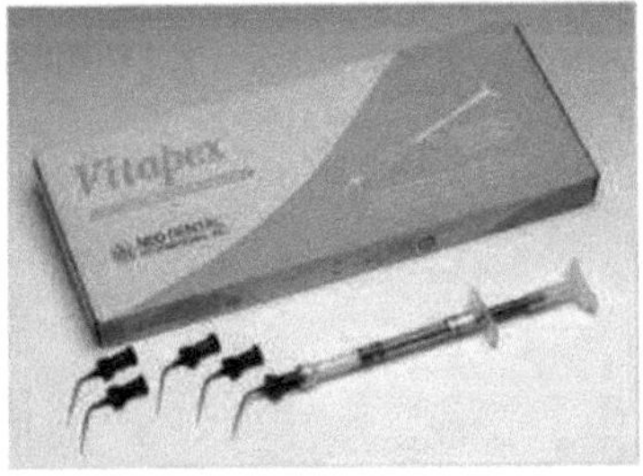

O Vitapex (NEO Dental International, Inc, Federal Way, WA) é um selante, desenvolvido no Japão, que contém não só hidróxido de cálcio, mas também 40% de iodofórmio e óleo de silicone, entre outros ingredientes.

5.   Diapasto

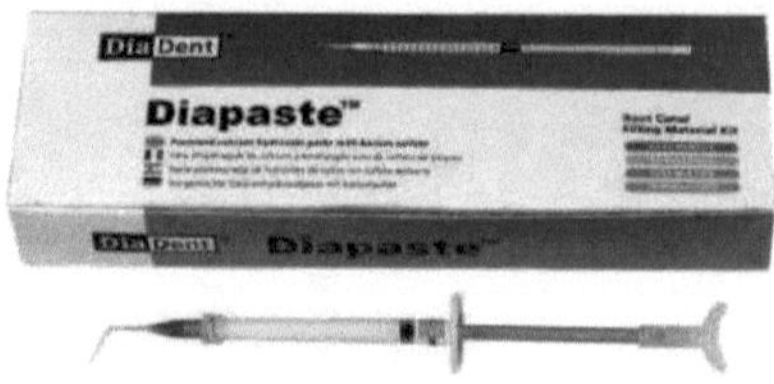

DiaPaste é uma pasta pré-misturada de hidróxido de cálcio e sulfato de bário para o tratamento de canais radiculares. É isenta de iodo. DiaPaste é solúvel em água, pelo que é fácil de limpar e remover. É também radiopaca e antibacteriana.

6. **DIAPEX**

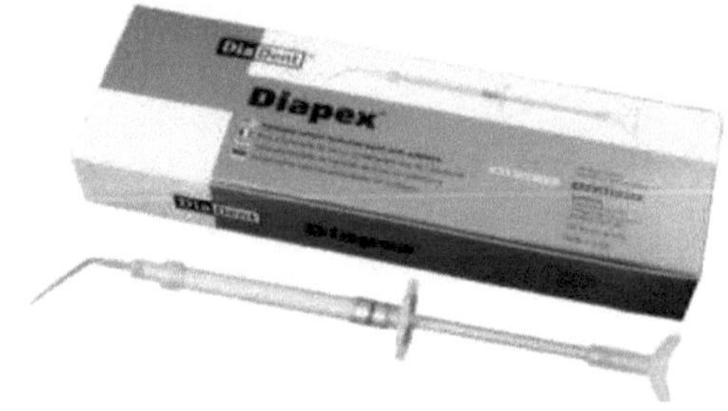

C. VEDANTES DE BASE RESINOSA

O cimento deve atuar como um agente de ligação entre o material do núcleo e a dentina do canal radicular. Por conseguinte, foram recentemente introduzidas resinas com o objetivo específico de obter o que se designa por **"monobloco"**, que é uma unidade coesa única de material de núcleo, cimento e dentina do canal radicular.

Foi demonstrado que os selantes de resina apresentam uma penetração mais profunda nos túbulos dentinários do que os selantes endodônticos convencionais. A penetrabilidade dos cimentos resinosos pode ser uma função das suas propriedades físicas, como o fluxo, a tensão superficial, a solubilidade, a viscosidade, a composição química e o tempo de trabalho e de presa. Os vedantes de resina são conhecidos por terem um fluxo adequado e uma penetração mais profunda devido à sua estrutura de película fina. A película fina pode penetrar mais quando é utilizada a técnica de obturação por condensação lateral.

Os selantes de resina têm uma longa história de utilização e proporcionam adesão. São classificados em duas categorias principais.(29) Os primeiros foram os selantes à base de resina epóxida, sem qualquer tratamento da superfície da dentina ou adesivo dentinário, e são capazes de reagir com grupos amino expostos no colagénio para formar ligações covalentes. Mais tarde, surgiram os selantes à base de resina de metacrilato, que são hidrofílicos e, por isso, capazes de humedecer as paredes do canal e penetrar nos túbulos dentinários.(2)

Selantes de resina epóxi

- AH-26

- AH-PlusZThermaseal Plus

- EZ Fill

- Acroseal

- MM-Seal

- Adseal

- Dia-Proseal

Selantes de resina de metacrilato

- Primeira geração - Hidrões

- Segunda geração-EndoREZ

- Terceira geração - Auto-gravura - Epifania, Fibrefill

- Quarta geração - Autoadesivo - RealSEAL SE, MetaSEAL SE

1. SELANTES DE RESINA EPOXÍDICA

Os cimentos à base de resina epóxida foram introduzidos na endodontia por Schroeder.2 Atualmente, são muito utilizados devido à sua reduzida solubilidade(93), selamento apical e microretenção na dentina radicular. (5) Os cimentos à base de epóxi têm demonstrado uma maior resistência de união à dentina do que os cimentos à base de óxido de zinco, eugenol, ionómero de vidro e hidróxido de cálcio.(96) Um dos cimentos à base de resina epóxi é o AH Plus, que tem sido avaliado quanto às suas propriedades físico-químicas, resposta biológica e adaptação interfacial.(7) O Adseal é outro cimento à base de resina epóxi com relatos na literatura sobre o seu valor de radiopacidade e propriedades físicas. O Acroseal é um selador que contém 28% de hidróxido de cálcio em sua composição.(8)

VANTAGENS

1. Radiopacidade-13. 6 mm de Al do AH Plus, e o AH-26 tem 9,3 mm de Al.(9)

2. A retração dimensional estabilidade-polimerização do AH Plus é de 1,76 V% e do AH-26 é de 1,46 V%.(7)

3. O AH Plus tem baixa solubilidade. Este facto pode estar relacionado com as caraterísticas da matriz resinosa que é resistente à solubilidade.(10)

4. A expansão linear do AH Plus é muito baixa (0,129 ±0,08), muito inferior à de outros vedantes.(7)

5. O AH-26 e o AH Plus são capazes de fluir para os orifícios dos túbulos

dentinários, o que é a razão para a adesão comparativamente boa do AH-26 à dentina.(7)

6.   As propriedades de manuseamento são geralmente consideradas boas.

7.   Apenas foi observada uma libertação mínima de formaldeído para o AH Plus (3,9 ppm).(ll)

8.   AH Plus produz um efeito antimicrobiano sobre Streptococcus Mutans e Actinomyces Israelii.(12)

9.   O AH Plus não revelou qualquer genotoxicidade ou mutagenicidade.(7)

10.   O AH26 tem uma solubilidade máxima quando comparado com outros vedantes de resina epoxídica.(13)

DESVANTAGENS

1.   O AH-26 liberta uma quantidade elevada de formaldeído (1347 ppm)(9).

2.   Inflamação aguda reversível da mucosa oral após o contacto com a pasta não endurecida. Em casos individuais, foram relatadas reacções alérgicas locais e sistémicas.(97)

3.   O éter diglicidílico do bisfenol A foi identificado como um componente mutagénico de materiais à base de resina, que também pode ser citotóxico.(7)

4.   Os selantes à base de resina epóxi aderem melhor às paredes dentinárias, dificultando a sua remoção com instrumentos rotativos.(11)

5.   O AH plus tem menor resistência à fratura quando utilizado com guta percha em comparação com o Resilon/Realseal.(14)

6.   Quando comparado com os selantes à base de metacrilato, o selante à base de epóxi apresentou uma menor resistência de ligação em películas finas e pareceu resultar de numerosos vazios criados durante a mistura.(15)

7.   Os vedantes AH Plus são activadores diretos dos neurónios sensoriais quando acabados de misturar.(16)

8.   Foi demonstrado que os selantes à base de resina epóxida têm uma citotoxicidade significativa nos tecidos perirradiculares, incluindo mediadores inflamatórios como a COX-2 e a óxido nítrico sintase.(17)

1.   AH 26

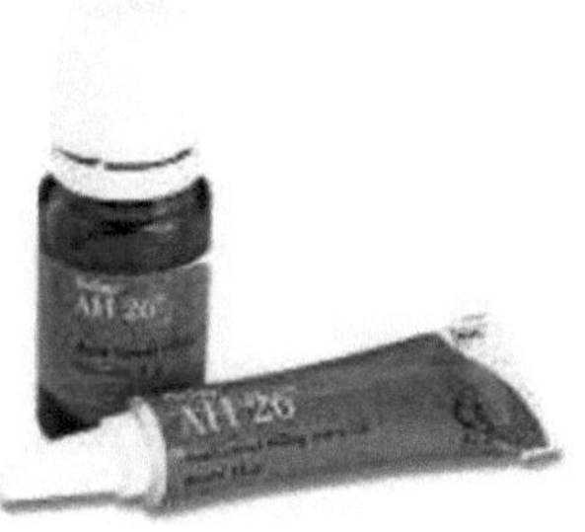

O AH 26 (Dentsply InternationaLMaillefer) é um selante de resina epóxi de bisfenol que utiliza hexametilenotetramina (metenamina) para a polimerização e tem sido utilizado há muitos anos como selante.(9,18) A metenamina liberta algum formaldeído à medida que endurece, e esta tem sido uma das suas principais desvantagens. A maior quantidade de formaldeído libertado encontra-se no selante acabado de misturar, e a quantidade de formaldeído libertado diminui após 48 horas, e após 2 semanas a quantidade libertada é insignificante.(19)

VANTAGENS

1.   O AH-26 é capaz de fluir para os orifícios dos túbulos dentinários, o que é a razão para a adesão relativamente boa à dentina(7).

2.   As propriedades de manuseamento são geralmente consideradas boas.

3.   O AH26 tem uma solubilidade máxima quando comparado com outros vedantes de resina epoxídica.(10)

DESVANTAGENS

1.   O AH-26 liberta uma quantidade elevada de formaldeído (1347 ppm)(9).

2.   Provoca a descoloração da estrutura coronal do dente(11).

3.   Apresenta um tempo de trabalho alargado(29).

2.   AH PLUSZTHERMASEAL PLUS

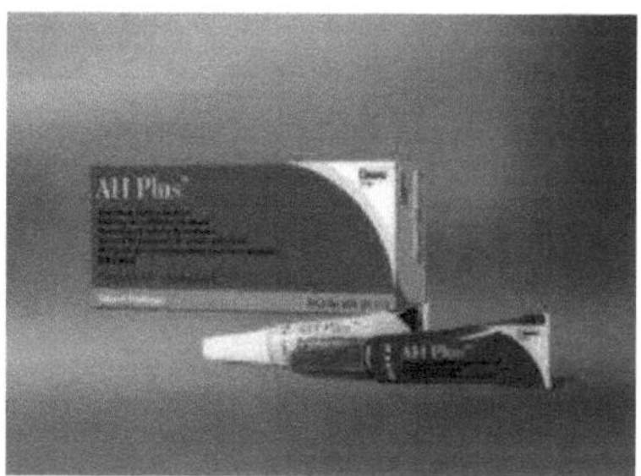

O AH Plus (Dentsply International) é um selante de resina epoxídica. Foi formulado com uma mistura de aminas que permitiria a polimerização sem a formação indesejada de formaldeído, mas com todas as vantagens do AH 26, tais como maior radiopacidade, baixa solubilidade, ligeira contração e compatibilidade com os tecidos. O AH Plus é uma resina epoxi-bis-fenol que também contém adamantina. O AH Plus é fornecido como um sistema de duas pastas. Outras melhorias em relação à antiga formulação AH 26 são a espessura mais fina da película e a solubilidade reduzida do AH Plus, ambas cerca de metade da do AH 26. O AH Plus demonstrou ser menos citotóxico do que o AH 26, mas ambos provocaram um aumento da genotoxicidade dependente da dose.(51)

VANTAGENS

1.   O AH Plus tem uma melhor capacidade de selagem apical.(15)

2.   O AH Plus tem uma radiopacidade visível de cerca de 13,6 mm de Al.(7)

3.   As propriedades de manuseamento são geralmente consideradas boas.

4.   Estabilidade dimensional a longo prazo(16)

5.   O AH Plus é capaz de fluir para os orifícios dos túbulos dentinários, o que é a razão para a adesão relativamente boa à dentina(7).

6.   O AH Plus tem baixa solubilidade. Este facto pode estar relacionado com as caraterísticas da matriz resinosa, que é resistente à solubilidade.(8)

7.   AH Plus produz um efeito antimicrobiano sobre Streptococcus Mutans e Actinomyces Israelii.(10)

8.   O AH Plus não revelou qualquer genotoxicidade ou mutagenicidade.(8)

9.   Apenas foi observada uma libertação mínima de formaldeído para o AH Plus (3,9 ppm).(9)

10.   Biocompatibilidade satisfatória, induzindo uma reação inflamatória ligeira nos tecidos circundantes.(17) Isto pode estar relacionado com a libertação de formaldeído durante a polimerização e com outro componente citotóxico comprovado, o bisfenol A, que está presente na sua composição.(18)

DESVANTAGENS

1.   O AH plus tem menor resistência à fratura quando utilizado com guta percha em comparação com o Resilon/Realseal.(12)

2.   Os vedantes AH Plus são activadores diretos dos neurónios sensoriais quando misturados de fresco.(14)

3.   A utilização da técnica de compactação vertical a quente resulta em alterações químicas no selante.(19)

3.   EZ FILL

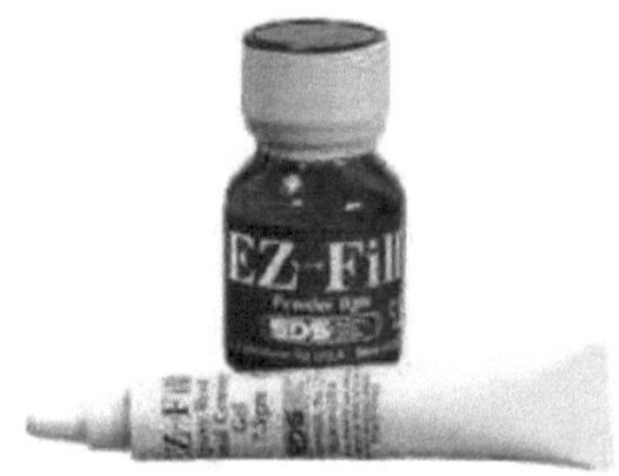

O EZ Fill (Essential Dental Systems, South Hackensack, NJ) é um selante de resina epóxi sem lugenol que é colocado com uma espiral bidirecional, rodando numa peça de mão, e utilizado com uma técnica de ponta de guta-percha única. A espiral foi concebida para espalhar o selante lateralmente na região apical do canal. O selante não encolhe com o endurecimento e é hidrofóbico por natureza, o que o torna resistente à degradação de fluidos. (51)

ACROSEAL

O Acroseal (Specialites Septodont, Saint Maur-des-Fosses, França) é um cimento que contém 28% de hidróxido de cálcio na sua composição.(11) É utilizado na terapia endodôntica há muito tempo devido à sua propriedade antimicrobiana, capacidade de induzir a formação de tecido duro quando colocado no sistema de canais radiculares, pH alcalino (12,5) e dissociação em iões cálcio e hidroxilo, que tornam o ambiente desfavorável à proliferação bacteriana. (12) O Acroseal contém um antissético (metenamina) e um anti-inflamatório (enoxolona), além da resina epóxi DGEBA e do hidróxido de cálcio.(13)

4.   MM-SEAL

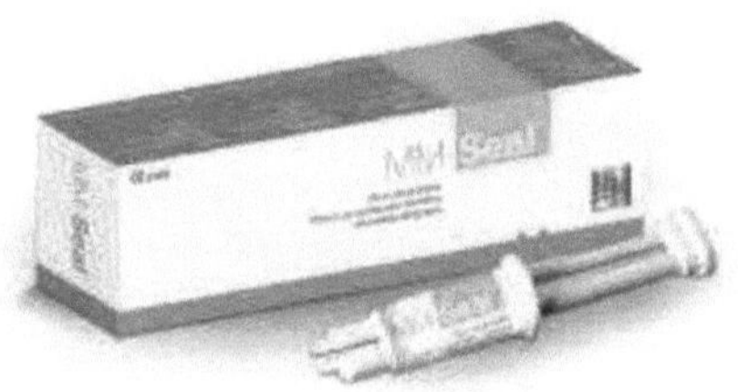

O MM-Seal (Micro Mega, França) é um selante endodôntico à base de resina epóxi embalado numa seringa dupla. Tem excelentes propriedades químicas e físicas, é biocompatível e proporciona um excelente selamento. O MM-Seal apresenta uma boa força de ligação devido à sua capacidade de reagir com quaisquer grupos amino expostos no colagénio para formar ligações covalentes entre a resina e o colagénio após a abertura do anel epóxido.(14)

5.   SELO AD

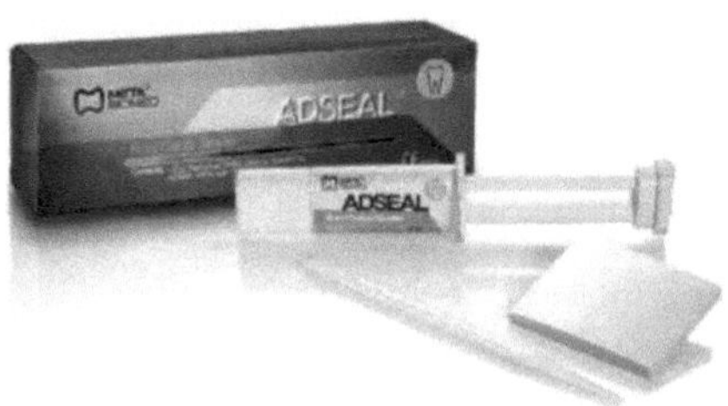

Adseal é um selante endodôntico à base de resina que oferece uma excelente biocompatibilidade numa pasta fácil de misturar. Possui capacidade de selagem hermética e boa radiopacidade. Adseal é insolúvel em fluidos tecidulares e não mancha os dentes.

6.   DIA-PROSEAL

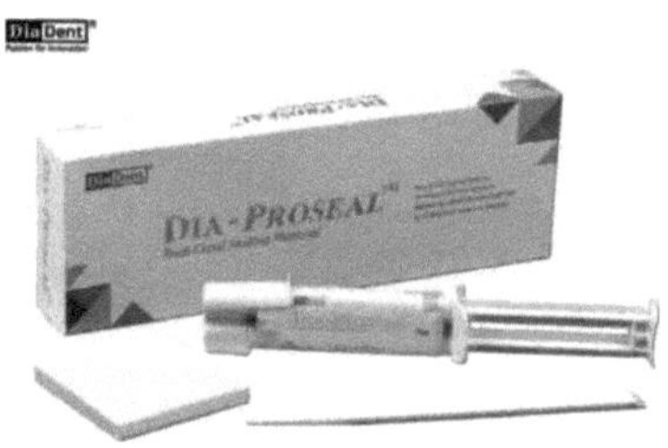

Dia-Proseal é um desses novos selantes à base de resina. Tem várias caraterísticas, tais como tempo de presa rápido, estabilidade de volume, boa selagem de sistemas complexos de canais radiculares, capacidade de armazenamento a longo prazo e sistema de seringa dupla que permite uma mistura fácil. O Dia-Proseal apresenta um valor de pH elevado que pode neutralizar os ácidos segregados pelos osteoclastos e pode também destruir a membrana bacteriana e a sua estrutura proteica. Por conseguinte, pode considerar-se que o Dia-Proseal possui uma melhor atividade antimicrobiana do que outros selantes.(8)

2. SELANTES DE RESINA DE METACRILATO

Os selantes de resina de metacrilato são os selantes endodônticos aderentes e melhoraram rapidamente devido à sua propriedade altamente desejável de criar monoblocos no espaço do canal radicular.(17)

VANTAGENS

1.   Epiphany aumenta a capacidade de selagem quando utilizada com Resilon e forma um Monobloco.(16)

2.   Realseal tem uma maior resistência à fratura radicular em comparação com AH Plus.(18)

3.   Os vedantes de resina de metacrilato têm uma boa radiopacidade, mas inferior à do AH Plus.(7)

4.   A polimerização lenta dos selantes de cura dupla, como o EndoREZ, melhoraria a possibilidade de alívio da tensão de contração através do fluxo de resina.(19)

5.   As raízes preenchidas com Resilon/Epiphany exibiram valores de carga de fratura significativamente mais elevados do que as preenchidas com gutta□percha ou AH 26 quando os espécimes foram submetidos a forças de carga verticais.(130)

6.   Verificou-se que o EndoREZ é bem tolerado pelos tecidos conjuntivos e pelo tecido ósseo.(11)

7.   Os selantes de resina de metacrilato utilizados com Resilon ou guta-percha foram removidos mais eficazmente, com menos material de obturação

remanescente do que as combinações convencionais de selante/guta-percha.(12)

8.   O FibreFill R.C.S. tem boas propriedades de selagem e adesão à dentina radicular quando comparado com o selante de resina epóxida.(13)

9.   Os selantes à base de resina de metacrilato têm uma maior força de ligação em películas finas.(13)

10.   A união química entre o componente de poli-isopreno da guta-percha e a extremidade de polibutadieno da molécula de revestimento de resina EndoRez parece ser mais forte do que o acoplamento entre a extremidade de metacrilato da molécula e o selante de resina.(14)

11.   O EndoRez mostrou uma maior penetração intratubular em comparação com o AHPlus e o Endo CPM- sealer.(15)

DESVANTAGENS

1.   Epiphany e metaseal são citotóxicos mesmo após diluições quando comparados com EndoREZ.(16)

2.   Os canais preenchidos com Resilon/Epiphany (RealSeal) continham significativamente mais espaços vazios e lacunas do que os preenchidos com guta percha e selantes convencionais.(17)

3.   O Resilon e o EndoREZ têm uma resistência ao arrancamento inferior à da guta-percha ou das combinações de selantes convencionais não aderentes.(18)

4.   Um fator C mais elevado provoca uma maior contração da polimerização, o que leva a uma maior formação de fendas e microfugas. (19)

5.   O acoplamento químico entre os selantes contemporâneos à base de resina de metacrilato e os materiais de obturação radicular é geralmente fraco ou insuficientemente optimizado.(18)

6.   A fluência de selantes resinosos incompletamente polimerizados, como o Epiphany, resulta em falhas ao longo da interface selante-dentina.(10)

7.   A presença de monómeros residuais nos canais radiculares conduzirá à descoloração e a uma elevada toxicidade.(11)

8.   O Epiphany, tanto em condições de mistura fresca como em condições de fixação, mostrou um efeito citotóxico grave a moderado, e a sua citotoxicidade aumentou efetivamente com o tempo, apresentando riscos citotóxicos significativos.(12)

9.   O Epiphany é insolúvel nos solventes normalmente utilizados em medicina dentária. Assim, a remoção de selantes de resina das aletas, canais acessórios ou istmo do canal continua a ser um desafio.(13)

10.   Os valores de solubilidade para o Epiphany e o AH Plus foram de 3,41%, mas, de acordo com a ADA, devem ser inferiores a 3%.(92)

11.   A difusão de água nas matrizes de resina pode resultar na rápida deterioração das propriedades físico-mecânicas de uma resina, comprometendo a durabilidade das ligações de resindentina por hidrólise e formação de microfissuras.(14)

12.   A diminuição da espessura da dentina, a falta de polimerização ou os tempos

de exposição prolongados podem aumentar o risco de citotoxidade do HEMA de forma significativa.(15)

13.	O EndoREZ com uma ponta de guta-percha num canal radicular seco produz uma fraca adaptação do cimento à dentina, com uma falta de formação de etiquetas de resina.(16)

14.	Realseal tem o potencial de causar manchas nos dentes, uma vez que é suscetível a alterações enzimáticas e

hidrólise alcalina(17).

15.	METAseal é considerado o mais citotóxico quando comparado com AH Plus, Epiphany e EndoREZ.(18)

16.	Os selantes de resina de metacrilato causam uma reação inflamatória provisória e duradoura. Uma possível causa para este efeito pode ser a presença de UDMA na estrutura do selante.(14)

17.	Uma concentração elevada de monómeros de metacrilato pode induzir danos na NA.(19)

a. PRIMEIRA GERAÇÃO DE HIDRÕES

Hydron (Hydron Technologies, Inc., Boca Raton, Florida) é um material à base de resina de metacrilato hidrofílico. Foi concebido para a obturação radicular em massa e surgiu em meados da década de 1970, quando os fundamentos científicos subjacentes à ligação à dentina se encontravam na fase inicial de desenvolvimento. O componente principal do Hydron era o poli[2- hidroxietilmetacrilato] (poli[HEMA]), que era injetado no canal radicular e polimerizado in situ dentro do espaço do canal, sem a utilização conjunta de um material de obturação radicular.(29) Este cimento forma um monobloco primário que tem apenas uma interface que se estende circunferencialmente entre o material e a parede do canal radicular.(16) Tem sido relatado como um material de obturação ideal para o canal radicular, pois é fácil de usar por ser um material injetável, não irritante, obtura bem o sistema de canais radiculares e não suporta o crescimento bacteriano.(10)

b.   SEGUNDA GERAÇÃO

A segunda geração de selante aderente é de natureza não condicionante e hidrofílica e não requer a utilização adjunta de um adesivo dentinário. Foi concebido para fluir para dentro dos canais acessórios e túbulos dentinários para facilitar a formação de tags de resina para retenção e selamento após a remoção da smear layer com NaOCl e EDTA.(29)

1.   ENDOREZ

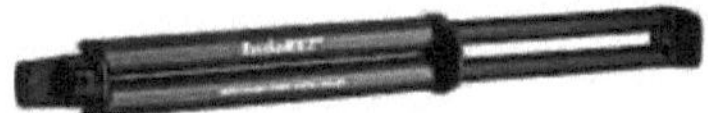

c.   TERCEIRA GERAÇÃO

Os selantes autocondicionantes de terceira geração contêm um primário autocondicionante e um selante endodôntico de resina composta de polimerização dupla. A utilização de primários auto-condicionantes reintroduziu o conceito de incorporação de camadas de smear criadas por instrumentos manuais/rotativos ao longo da interface selante-dentina. É aplicado um primário ácido na superfície da dentina, que penetra através da camada de smear layer e

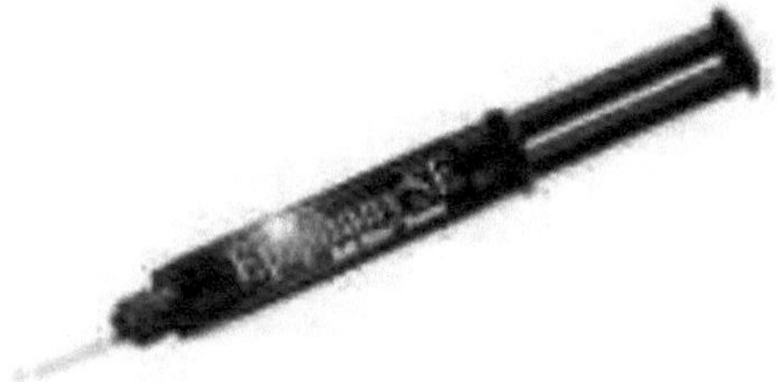

desmineraliza a dentina superficial. O primário ácido é seco ao ar para remover o transportador volátil e, em seguida, é aplicado e polimerizado um selante de resina composta fluida de enchimento moderado dual.(29)

## 2.	EPIPHANY

O sistema Epiphany contém um primário autocondicionante e um selante à base de resina hidrofílica de cura dupla. A sua utilização com resilon cria um monobloco que proporciona uma maior resistência à fuga microbiana(12) e um reforço dos dentes contra a raiz. Um cimento endodôntico ideal deve aderir a

tanto da dentina como do material de obturação do núcleo. A introdução de selantes à base de resina de metacrilato foi um passo importante para atingir este objetivo.

## d.	FIBRAFILL

O selante de canais radiculares FibreFill R.C.S. (Pentron Clinical Technologies, Wallingford, CT) é um exemplo de um selante de terceira geração à base de resina de metacrilato que foi concebido para a obturação de canais com obturadores reforçados com fibras que estão ligados à ponta do material termoplástico de obturação radicular. O selante de resina é utilizado em combinação com um sistema de primário autopolimerizável e autocondicionante (Fibrefill Primer A e B). A ligação entre os sistemas adesivos e a dentina depende da penetração dos monómeros na superfície da dentina condicionada para criar um bloqueio micromecânico entre o colagénio da dentina e a resina, formando uma camada híbrida. O FibreFill R.C.S. tem boas propriedades adesivas e de selamento à dentina radicular.(15)

d.   QUARTA GERAÇÃO

Os selantes à base de resina de metacrilato de quarta geração são funcionalmente análogos a uma classe semelhante de cimentos de cimentação de resina auto-adesivos recentemente introduzidos, na medida em que eliminaram ainda mais o passo separado de condicionamento/ligação. Os monómeros de resina ácida que estão originalmente presentes nos primários adesivos de dentina são agora incorporados no cimento/selante à base de resina para os tornar auto-adesivos aos substratos de dentina. A combinação de um condicionador, um primer e um selante num único selante autocondicionante e autoadesivo é vantajosa na medida em que reduz o tempo de aplicação, bem como os erros que podem ocorrer durante cada etapa de colagem.(29)

e.   METASEAL SE

MetaSEAL é o primeiro selante autoadesivo de dupla cura de quarta geração disponível no mercado. O componente líquido do MetaSEAL é composto por 4-META, HEMA e monómeros de metacrilato difuncionais. O pó contém óxido de zircónio como cargas radiopacas esféricas, nano cargas de sílica e um iniciador hidrofílico. A inclusão de um monómero de resina ácida, anidrido de 4-metacriloiloxietil trimelitato (4-META), torna o selante auto-condicionante e hidrofílico por natureza e promove a difusão do monómero na dentina intacta subjacente para produzir uma camada híbrida após a polimerização. O MetaSEAL é recomendado exclusivamente para a aplicação a frio de

e técnicas de cone único e suporta a utilização de Resilon ou guttapercha como material de preenchimento radicular. O selante supostamente liga-se a materiais termoplásticos de preenchimento radicular, bem como à dentina radicular, através da criação de camadas híbridas em ambos os substratos.(29)

2.   **REALSEAL SE**

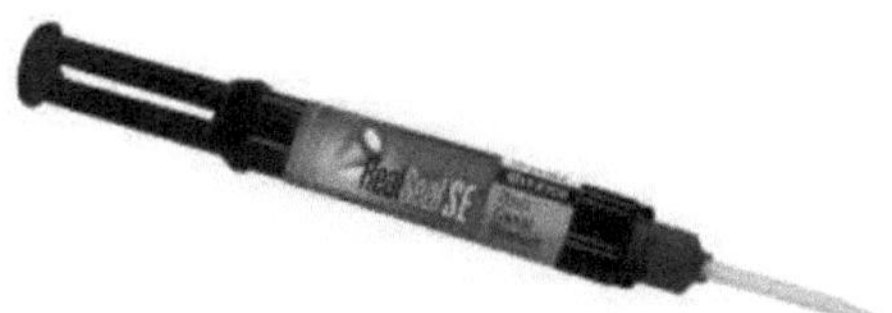

O RealSeal SE é a versão simplificada de dupla cura do RealSeal e utiliza um anidrido de ácido carboxílico de metacrilato polimerizável (4-META) como monómero de resina ácida. Contém EBPADMA, HEMA, BisGMA, peróxido de benzoílo, amina terciária, fotoiniciadores, vidro de borossilicato de bário tratado com silano, sílica, oxicloreto de bismuto, silicato de Ca-Al-F e fosfato tricálcico como componentes adicionais. Pode ser utilizado com cones ou pastilhas Resilon utilizando técnicas laterais frias ou verticais quentes, ou com RealSeal (1), um sistema obturador Resilon baseado num suporte.(29)

D. SELANTES À BASE DE IONÓMERO DE VIDRO

A Pittford introduziu os selantes à base de ionómero de vidro em 1979.(16) Os selantes de ionómero de vidro têm a vantagem da sua ligação à dentina, libertação de flúor, propriedade antimicrobiana e biocompatibilidade.(17) No entanto, alguns testes in vitro indicaram uma propensão para a fuga e desintegração do selante.

VANTAGENS

1. Os selantes de ionómero de vidro proporcionam menores microfugas apicais quando se utiliza uma espessura de película menor(91).

DESVANTAGENS

1. Este selante tem uma atividade antimicrobiana mínima.(18)

i. KETAC-ENDO

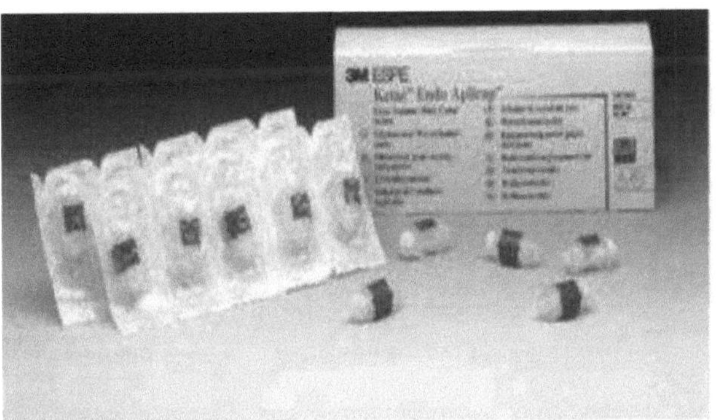

O Ketac-Endo (3M ESPE, St. Paul, Minnesota) foi o primeiro cimento endodôntico à base de ionómero de vidro disponível no mercado. Permite a adesão entre o material e a parede do canal. É superior na sua facilidade de manipulação, radiopacidade e tempo de presa. Tem também uma excelente adaptação às paredes do canal e às raízes reforçadas. (29)

2.   ACTIV-GP

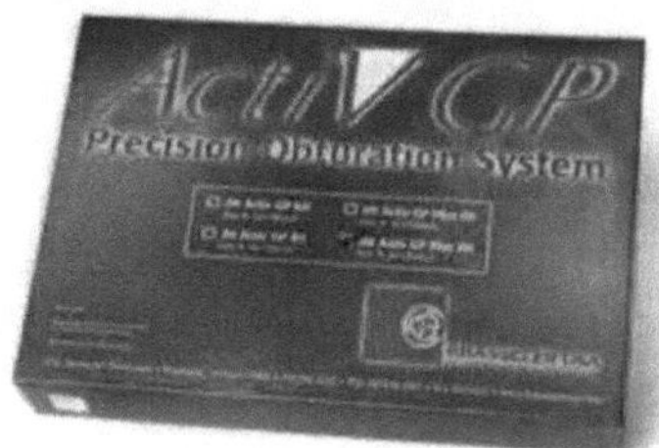

O Activ GP (Brasseler USA, Savannah Georgia) é um sistema de obturação à base de ionómero de vidro. O fabricante afirma que o produto é superior ao anterior sistema de obturação à base de ionómero de vidro em termos de caraterísticas de manuseamento, tempo de trabalho e radiopacidade.(11) A ligação inadequada entre o ionómero de vidro e a guta percha é uma desvantagem do selante de ionómero de vidro. Para melhorar a ligação entre a guta-percha e o ionómero de vidro, o Activ GP tem um revestimento de 2μm de partículas de ionómero de vidro na sua superfície e estas partículas são também incorporadas no corpo do cone. O Activ GP consiste num cone de guta-percha impregnado de ionómero de vidro com um revestimento externo de ionómero de vidro e um selante de ionómero de vidro. Está disponível em cones cónicos de 0,04 e 0,06 e os tamanhos são verificados a laser para garantir um ajuste mais preciso. Esta técnica de cone único foi concebida para proporcionar uma ligação entre a parede do canal dentinário e o cone mestre (monobloco).51 O Activ GP tem caraterísticas de manuseamento, radiopacidade, tempo de trabalho e capacidade de selamento mais longas em comparação com os anteriores selantes à base de ionómero de vidro, devido ao seu maior fluxo e ligeira expansão na presa.(12)

E. VEDANTES À BASE DE SILICONE

Em 1984, o silicone foi introduzido pela primeira vez como selante endodôntico.

Os silicones apresentam comparativamente poucas fugas, são virtualmente não

tóxicos, mas não apresentam atividade antibacteriana. O pó de GP com um tamanho

de partícula inferior a 30 nm foi introduzido numa matriz de silicone

[polidimetilsiloxano (PDMS)]. Foram adicionadas partículas de prata como

conservante. O tempo de trabalho é de 15 minutos e o tempo de presa é de 25-30

minutos.(25)

VANTAGENS

1.   O Gutta-Flow mostrou uma boa capacidade de espalhamento.

2.   Contém nanosilver que impede a propagação de bactérias. 3. facilidade de

manuseamento.

3.   Boa adaptabilidade.

4.   Sistema de enchimento a frio fluido.

5.   Dois em um - combina selante e guta-percha.7. Excelentes propriedades de

fluxo.

8.   A solubilidade é praticamente nula.

9.   Selagem estanque do canal radicular.

10.   Biocompatibilidade muito boa. 11. óptima proteção contra a re-infeção.

12. Excelente radiopacidade.

13.   Permite uma preparação exacta do poste. (25)

14.   A nano-prata incluída também pode ter um efeito de preservação no canal. O tipo químico e a concentração da prata não causam corrosão ou alterações de cor no GuttaFlow.(16)

15.   Uma guta-percha contendo selante de silicone expande-se ligeiramente e, por conseguinte, foi relatado que a fuga é menor do que no AH-26 com guta-percha durante um período de 12 meses.(17)

16.   GuttaFlow tem menor citotoxicidade(18).

17.   O RoekoSeal, que é considerado como a forma inicial do GuttaFlow, foi removido mais facilmente dos canais do que um selante à base de resina.(19)

DESVANTAGENS

1.   A superfície da dentina tratada apenas com EDTA apresentou um valor elevado de ângulo de contacto, sugerindo a fraca molhabilidade de GuttaFlow.(13)

2.   O requisito mínimo é de 3 mm de equivalentes de Al, o que pode ser pouco, tendo em conta que os pontos de guta-percha convencionais têm cerca de 6 mm de equivalentes de Al.(10)

3.   Os vazios inerentes estão presentes no material de enchimento do núcleo da raiz.

4.   GuttaFlow não adere quimicamente à dentina.(10)Devido à sua viscosidade, é mais provável que seja extrudido para o tecido periapical quando colocado sob pressão. 11

5.   GuttaFlow não apresenta ligação química à parede do canal.10

1.   ROEKOSEAL

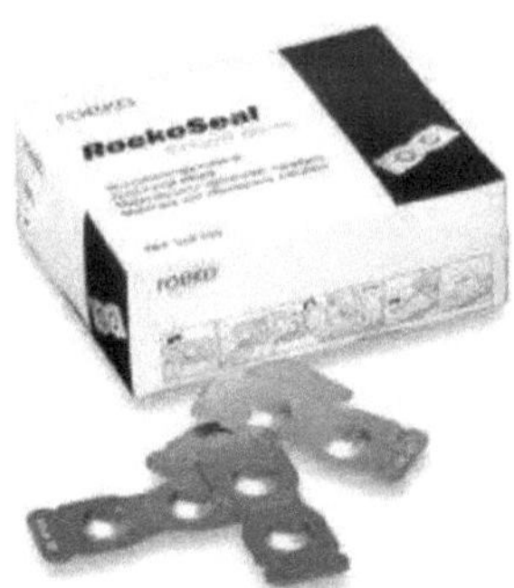

O   RoekoSeal   (Roeko/Coltene/Whaledent,   Langenau,   Alemanha)   é   um
polivınylsıloxano que é um selante branco tipo pastel. O RoekoSeal polimeriza sem
encolher e utiliza platina como agente catalisador.(25)

2.   GUTTAFLOW

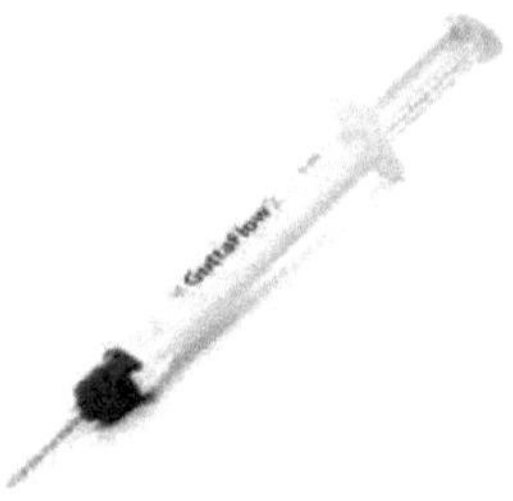

GuttaFlow (Roeko/Coltene/Whaledent) é um polivinilsiloxano com partículas de
percha de guta finamente moídas adicionadas ao selante RoekoSeal. GuttaFlow
também contém óleo de silicone, óleo de parafina, catalisador de platina, dióxido
de zircónio, nano-prata como conservante e um agente corante. Não contém

eugenol. É um sistema de enchimento de guta-percha fluido a frio para a obturação de canais radiculares. O GuttaFlow é triturado na sua cânula e injetado passivamente no canal, sendo depois utilizado com pontos de guta-percha simples ou múltiplos.51 Recentemente, a formulação do cimento foi modificada e foi introduzido o GuttaFlow 2. A sua composição é basicamente a mesma do produto original, mas as partículas de nano prata foram substituídas por partículas de micro prata.(12)

O GuttaFlow2 (Coltene Whaledent, GmBH+Co KG, Langenau, Suíça) é um sistema de obturação fluido a frio para canais radiculares que combina guta-percha em pó com um tamanho de partícula inferior a 30 mm e selante num único produto. Os 2 componentes são misturados automaticamente, sem bolhas, numa proporção de 4:1 na ponta de mistura do aplicador. É a primeira guta-percha fluida, não aquecida, que se expande ligeiramente em vez de encolher. É altamente biocompatível, apresentando apenas uma citotoxicidade mínima com um tempo de extração aumentado na sua forma fixa.(13)

## 2.	GUTTAFLOW BIOSEAL

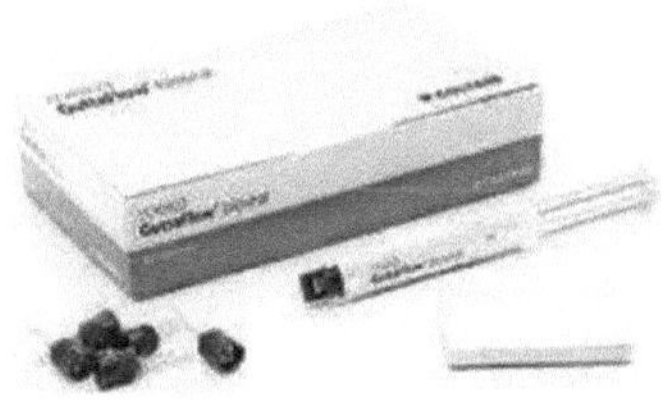

GuttaFlow bioseal (Coltène/WhaledentAG, Altstatten, Suíça) é uma nova formulação de polidimetilsiloxano-guttapercha dopado com partículas de silicato de cálcio.(14)

F. SELANTES DE SILICIATO DE CÁLCIO

Foi desenvolvida uma nova classe de materiais de obturação radicular. Os selantes endodônticos à base de silicato de cálcio têm sido considerados como uma extensão do sucesso clínico e científico do MTA.

Este tipo de selante do canal radicular é atrativo devido à bioatividade que tem sido relatada para materiais do tipo MTA, que também são conhecidos por serem hidrofílicos. Os cimentos de silicato de cálcio incluem alguns dos mesmos compostos hidráulicos encontrados no cimento Portland, principalmente o silicato tricálcico e o pó de silicato dicálcico. A primeira utilização de materiais hidráulicos de silicato de cálcio em medicina dentária data de 1878, quando um alemão, o Dr. Witte, publicou um relatório de caso sobre a utilização de cimento Portland para preencher canais radiculares.

Os cimentos/vedantes de silicato tricálcico endurecem por reação com água e formam uma mistura altamente alcalina (pH de cerca de 12) constituída por uma matriz rígida de hidratos de silicato de cálcio e hidróxido de cálcio. Estes hidratos formam-se na superfície das partículas originais de silicato de cálcio e a hidratação penetra gradualmente no interior. Quando o cimento de silicato tricálcico endurece, a alteração dimensional é inferior a 0,1% de expansão.

A utilização inovadora de cimentos de silicato de cálcio adaptados como selantes endodônticos foi proposta por Gandolfi et al. A justificação para a utilização de cimentos de silicato de cálcio como selantes endodônticos está relacionada com a sua capacidade de endurecer em condições húmidas e induzir a formação óssea. Isso se deve à capacidade desses cimentos de aumentar a expressão de genes relacionados à mineralização para COX 1, BSP.

A intenção de desenvolver selantes de silicato de cálcio é extrapolar o equilíbrio entre as propriedades biológicas, físicas e químicas do MTA para criar um selante próximo do ideal, que também poderia exibir fluxo adequado para ser usado com cones de Guttapercha e técnicas convencionais de preenchimento vertical a quente. Além disso, teoricamente, a combinação de boas propriedades de manuseamento e bioatividade teria impacto no processo de biomineralização que ocorre na interface selante-dentina.

Os materiais à base de biocerâmica têm propriedades físicas, químicas e biológicas atractivas. Em geral, estes materiais são biocompatíveis, não tóxicos, não encolhem e são quimicamente estáveis no ambiente oral. Têm também a capacidade de formar hidroxiapatite durante o processo de presa e, em última análise, criar uma ligação entre a dentina e o material de preenchimento(7).

Os produtos endodônticos pré-misturados à base de silicato de cálcio foram introduzidos pelas suas vantagens biológicas, principalmente o potencial de bioatividade. Duas grandes vantagens estão associadas à utilização de um selante de canal radicular à base de biocerâmica. Em segundo lugar, os materiais biocerâmicos contêm fosfato de cálcio, o que aumenta as propriedades de fixação das biocerâmicas e resulta numa composição química e numa estrutura cristalina semelhantes à estrutura do dente, melhorando assim a ligação do cimento à dentina radicular.

VANTAGENS

1.   O selante Endosequence BC apresentou a maior resistência de aderência em todas as condições de humidade do que oAH Plus.(18)

2.   O MTA Fillapex não induz uma descoloração da coroa clinicamente percetível em comparação com o ZOEsealer. (19)

3.   O Endosequence BC sealer tem uma elevada biocompatibilidade, uma vez que apresenta menos citotoxicidade do que o AH Plus.(8)

4.   O iRoot SP é significativamente menos tóxico do que o AH Plus. O iRoot SP é biologicamente aceitável, uma vez que foi menos tóxico para os tecidos subcutâneos(10).

5.   O Endo CPM também foi reportado como tendo uma capacidade de selamento semelhante ou melhor do que os cimentos à base de resina. 191 6.A Endosequence BC sela o canal radicular melhor do que o AH Plus.(12)

6.   O MTA Fillapex produz uma vedação hermética impressionante, na qual as partículas de MTA se expandem, impedindo a microinfiltração. O MTA liberta simultaneamente iões de cálcio livres [Ca2+] para acelerar o processo de cicatrização, estimulando a regeneração dos tecidos adjacentes.(13)

7.   Endosequence BC e AH Plus têm uma eficácia semelhante na penetração da dentina e na eficácia do retratamento.(14)

8.   O iRoot SP não é mutagénico, não provoca um potencial alergénico após múltiplas utilizações e tem uma boa tolerância no tecido subcutâneo.(15)

9.	O Endosequence BC Sealer é osteocondutor, tem uma radiopacidade muito boa (3,8 mm Al) e um tempo de presa de 3-4 horas.

10.	A biocerâmica não encolhe após a presa. De facto, expandem-se ligeiramente após a conclusão do processo de endurecimento(?).

11.	As biocerâmicas não provocam uma resposta inflamatória significativa se ocorrer um enchimento excessivo durante o processo de obturação.

12.	O Endosequence BC Sealer tem uma fluidez notável devido à sua granulometria e hidrofilicidade (27 mm). (16)

13.	O selante biocerâmico tem maior resistência à fratura do que o selante convencional. (17)

14.	A endosequência BC reduz a libertação basal do péptido relacionado com o gene da calcitonina em comparação com o ZOE e o AH Plus, indicando um menor potencial de dor e inflamação mutagénica.(14)

15.	A endosequência BC aumenta a diferenciação osteoblástica das células PDL e induz a remineralização da dentina.(48)

16.	Quando os selantes de base biocerâmica BioAggregate ou iRoot SP são extrudidos, a dor é relativamente pequena ou totalmente ausente.(18)

17.	O iRoot SP não é citotóxico para as células osteoblásticas humanas MG63 e regula positivamente os genes relacionados com a mineralização nas suas células.

(19)

18.	O iRoot SP induz a diferenciação osteoblástica e uma resposta menos inflamatória do que o Sealapex nas células PDL.(200)

19.	O BioRoot RCS é menos tóxico para as células PDL do que o selante do canal pulpar e é bioativo.(21)

20.	O selante endósseo tem maior biocompatibilidade em comparação com o selante à base de resina epóxi e permite a adesão e a proliferação de células.02

DESVANTAGENS

1.	O MTA Fillapex tem um tempo de presa reduzido, devido à presença de resina na sua composição, o que consequentemente reduz a alcalinização do meio, levando a uma menor mineralização do que outros selantes de MTA.(23)

2.	A alcalinidade do MTA pode, teoricamente, enfraquecer a dentina radicular, à semelhança dos resultados obtidos com o hidróxido de cálcio.(24)

3.	O tempo de presa e a microdureza do EndoSequence BC Sealer são afectados pelo excesso de humidade.(25)

4.	Os dentes preenchidos com BC sealer têm mais material de preenchimento residual do que o AH Plus quando tratados com clorofórmio. (26)

5.	O MTA Fillapex tem um efeito antibacteriano contra o E. Faecalis antes da aplicação, mas não mantém a atividade antibacteriana após a aplicação, apesar do pH elevado.12

1.   MTA FILLAPEX

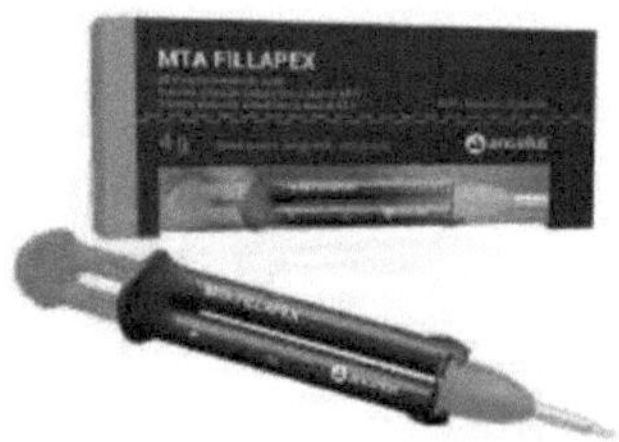

MTA Fillapex é um material de duas pastas contendo silicato de cálcio numa resina de disalicilato. O MTA Fillapex é um cimento endodôntico à base de MTA, desenvolvido pela Angelus (Londrina/Paraná/Brasil) e lançado comercialmente em 2010. Sua formulação no sistema pasta/pasta permite uma obturação completa de todo o canal radicular, incluindo canais acessórios e laterais. Este cimento possui propriedades físico-químicas adequadas, como boa radiopacidade, fluidez e pH alcalino.27 Apresenta muitas vantagens em termos de manuseio, propriedades de fluxo e reação de presa.(48)

2.   SELADOR ENDO CPM

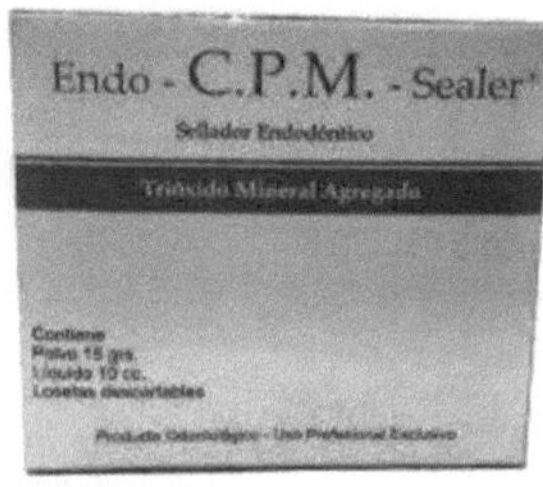

Uma nova formulação do cimento Endo-CPM com MTA (eGeO S.R.L., Buenos

Aires, Buenos Aires, Argentina) foi criada para ser utilizada como cimento

endodôntico. O Endo-CPM Sealer tem uma composição semelhante à do MTA,

mas com a adição de carbonato de cálcio para reduzir o pH após a presa para 10,

limitando assim a necrose da superfície do tecido adjacente

3.   MTA PLUS

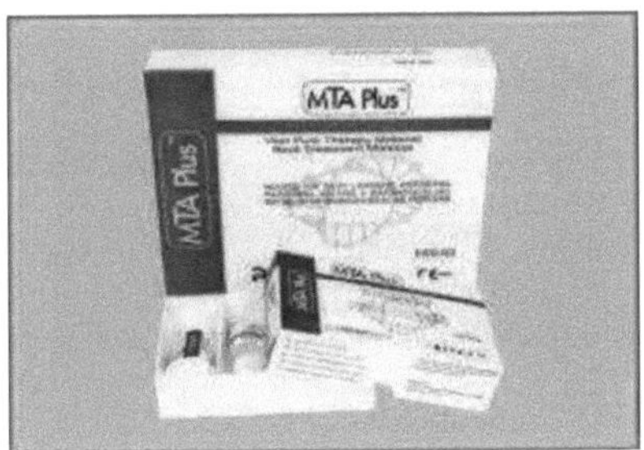

O MTA Plus (Prevest-Denpro, Jammu City, Índia) é um material à base de

silicato de cálcio que está disponível numa formulação pó-líquido. Este material

tem um tamanho de partícula mais fino do que outras versões de MTA disponíveis

no mercado (50% das partículas são mais finas do que 1 µm). É fornecido um gel

solúvel em água sem sal como veículo de mistura para melhorar a resistência à

lavagem do material.(16)

4.   **BIOROOT RCS**

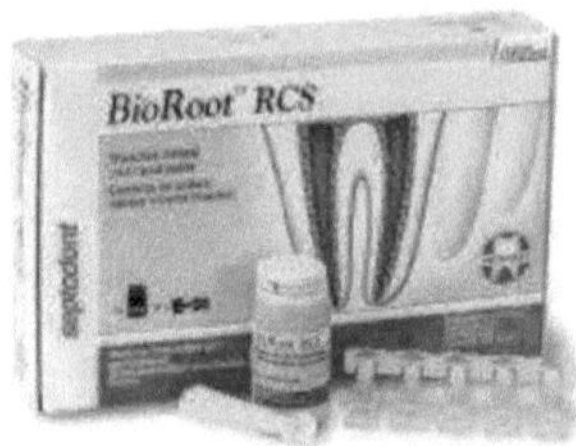

O BioRoot RCS (Septodont, Saint-Maur-des-Fosses, França) é um selante à base

de água composto por silicato tricálcico e óxido de zircónio. O BioRoot RCS liberta

hidróxido de cálcio após a presa.(20) O BioRoot RCS lixivia elevados níveis de

cálcio, apresentando o dobro da lixiviação de iões de cálcio. Também forma uma

fase de fosfato de cálcio quando em contacto com a solução fisiológica.(21) Este

selante deve ser utilizado com uma técnica de obturação de cone único em vez de

compactação vertical quente porque as propriedades do selante são alteradas

quando aquecido. (7)

5.   **TECH BIOSEALER ENDO**

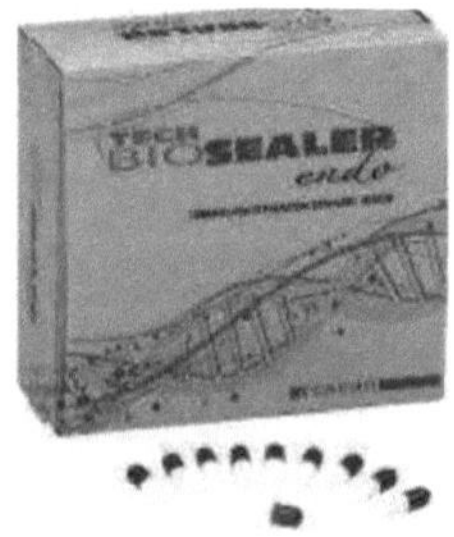

O Tech Biosealer Endo (Isasan, Como, Itália) é um novo cimento endodôntico que

contém silicato de cálcio. Os cimentos MTA de silicato de cálcio são materiais endodônticos que têm recebido uma atenção crescente devido à sua elevada compatibilidade biológica e à resposta biológica favorável obtida em testes laboratoriais e aplicações clínicas. De acordo com o fabricante, o Tech Biosealer Endo tem uma elevada atividade antibacteriana, uma biocompatibilidade perfeita, um excelente selamento apical e radiopacidade como material de obturação do canal radicular. (23)

6. SELANTE PROROOT ENDO

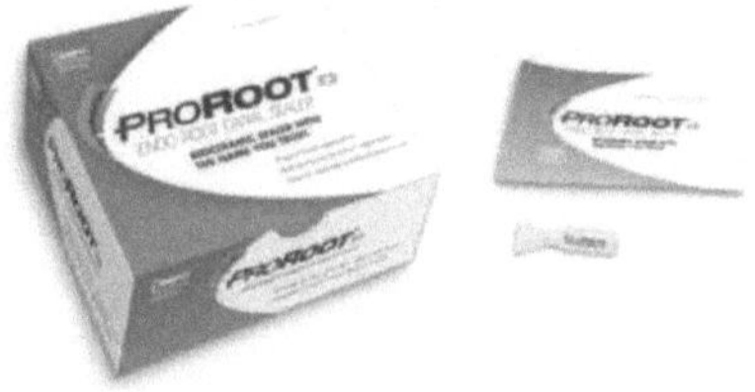

O ProRoot Endo Sealer (Dentsply Tulsa Dental Specialties, Tulsa, OK, EUA) é um cimento endodôntico experimental à base de silicato de cálcio que foi concebido para ser utilizado em conjunto com um material de obturação radicular nas técnicas de obturação lateral a frio, vertical a quente ou à base de suporte. À semelhança de outros biomateriais que contêm silicato tricálcico e silicato dicálcico, o cimento produz hidróxido de cálcio em reação com a água.(26,27,28) Prevê-se também que a libertação de iões de cálcio e hidroxilo do cimento definido resulte na formação de apatitas à medida que o material entra em contacto com fluidos que contêm fosfato através da transformação espontânea das fases iniciais de fosfato de cálcio amorfo.(29)

7.   iROOT SP

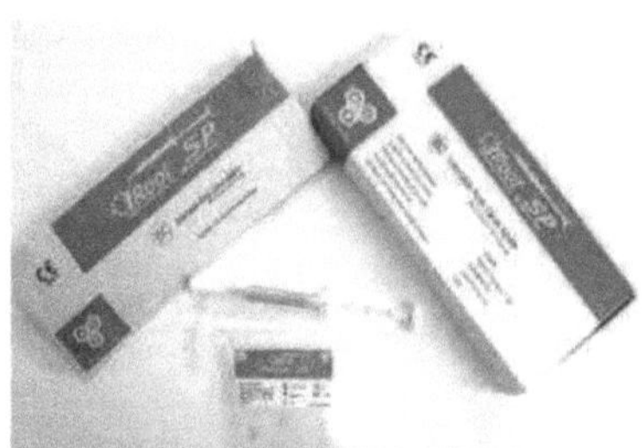

8.   ENDOSEQUÊNCIA BC

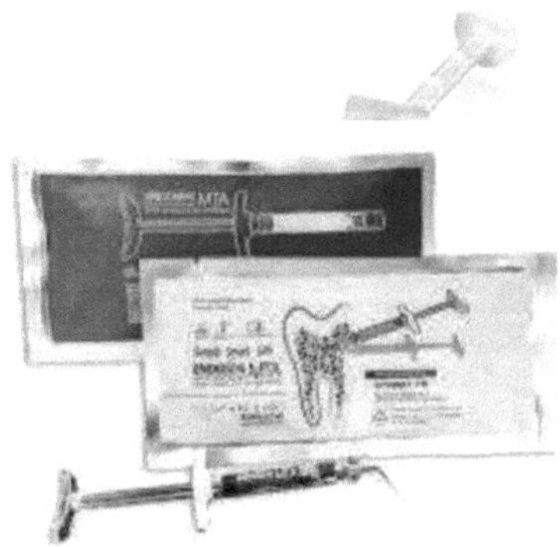

9.   ENDOSEAL MTA

O EndoSeal MTA (Maruchi, Wonju, Coreia), um selante de MTA à base de pozolana, foi recentemente introduzido. Consiste num material pré-misturado e pré-carregado confinado numa seringa hermética que permite a sua aplicação direta nos canais radiculares. Durante a injeção, o EndoSeal absorve a humidade ambiental do ar atmosférico e endurece sem a necessidade de mistura prévia de pó/líquido ou base/catalisador.(34) Este cimento contém cimento pozolânico, que adquire propriedades cimentícias após a reação pozolânica com hidróxido de cálcio e água, permitindo um fluxo eficiente do substrato pré-misturado com consistência de trabalho adequada e tempo de presa reduzido.(35,36) A incorporação de cimento pozolânico de partículas pequenas, que é um agregado mineral com hidratação aquosa de silicato de cálcio, resultou num MTA de endurecimento rápido sem a adição de um acelerador químico.(24,37)

10.   TOTALFILL BC

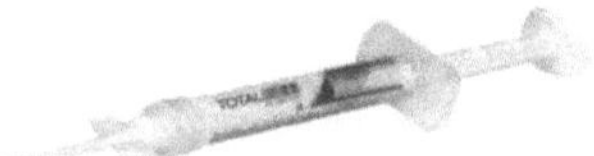

O TotalFill BC Sealer (FKG Dentaire SA, La Chaux-de-Fonds, Suíça) é uma pasta de cimento biocerâmico injetável pré-misturada pronta a usar, desenvolvida para aplicações de preenchimento e selamento de canais radiculares permanentes. Trata-se de um material insolúvel, radiopaco e isento de alumínio, baseado numa composição de silicato de cálcio, que requer a presença de água para assentar e endurecer. O TotalFill BC Sealer não encolhe durante a presa e apresenta excelentes propriedades físicas.

G.   VEDANTES DE FOSFATO DE CÁLCIO

O cimento de fosfato de cálcio tem uma elevada biocompatibilidade devido à sua composição, quase idêntica à do mineral do dente e do osso. A sua elevada biocompatibilidade torna o material útil em aplicações em que o cimento está em contacto com os tecidos vitais. Por conseguinte, tem sido sugerido como um material útil para a terapia endodôntica.

Os diferentes tipos de selantes endodônticos de fosfato de cálcio são Selante nanocerâmico

Capseal I & II Smart Paste BioQuickset 2 NeoMTA Plus

VANTAGENS

1.   CAPSEAL I e II apresentam menor citotoxicidade e mediadores inflamatórios em comparação com outros selantes e têm o potencial de promover a regeneração óssea como selantes de canais radiculares.

2.   CAPSEAL I e II facilitam a cicatrização periapical dentoalveolar e alveolar através do controlo dos mediadores celulares das células PDL e da diferenciação osteoblástica das células precursoras.

3.   Os selantes CAPSEAL I e II adaptaram-se bem à parede do canal e infiltraram-se nos túbulos dentinários.

4.   CAPSEAL I e II facilitam a cicatrização periapical dentoalveolar e alveolar, controlando os mediadores celulares das células PDL e a diferenciação osteoblástica das células precursoras.

CAPSEAL I & II

Trata-se de um selante de canais radiculares à base de fosfato de cálcio, composto por uma mistura de fosfato tetracálcico, fosfato dicálcico di-hidratado e óxido de zircónio como fase sólida e tampão de fosfato de sódio como fase líquida, em conformidade com a norma ISO-6876 (Organização Internacional de

Normalização) aplicável aos materiais de selagem de canais radiculares

dentários.(40)

H. SELANTES DE BASE SOLVENTE

A utilização de selantes à base de clorofórmio ou solvente foi popularizada por Johnston e Callahan. A técnica ainda é praticada atualmente com vários tipos de selantes de clorofórmio, incluindo cloropercha e Klropercha N. As partículas de guta-percha são adicionadas ao clorofórmio para produzir um selante, que tem a mesma cor da guta-percha. A mistura pode então ser utilizada como selante com pontas de guta-percha para a obturação do canal. As técnicas com solvente clorofórmio apresentam maior retração, o que se traduz frequentemente em fugas, uma vez que o material se afasta das paredes do canal à medida que encolhe, criando espaços vazios através dos quais podem ocorrer fugas.(51) **i. CLOROROSINA**

A condensação lateral de clororosina utiliza 5% a 8% de colofónia em clorofórmio, o que deixa um resíduo muito adesivo.

1. CHLOROPERCHA

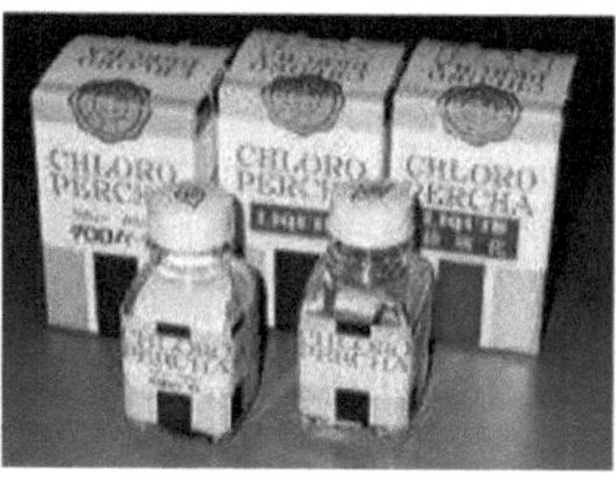

A cloropercha é guta-percha branca com clorofórmio e não tem propriedades adesivas.

2. KLOROPERCHA

O Klropercha N-0 contém resina adicional, além de bálsamo do Canadá, que acrescenta propriedades adesivas ao material.

AVALIAÇÃO E COMPARAÇÃO DE SELANTES ENDODÔNTICOS

Os cimentos endodônticos são caracterizados por propriedades físico-químicas, antibacterianas e biológicas. As propriedades físico-químicas têm um papel importante na capacidade de selagem do espaço endodôntico e na estimulação dos processos periapicais de cicatrização.

A. TAXA DE FLUXO

O fluxo é a capacidade de um cimento obturador penetrar nas irregularidades e canais acessórios do sistema de canais radiculares, sendo considerada uma propriedade muito importante.(41) O fluxo do cimento obturador endodôntico é afetado pela sua viscosidade, temperatura e humidade. Depende também da forma, largura e conicidade do canal radicular.(42) Uma capacidade de fluxo adequada permite a obturação de irregularidades, um fluxo elevado pode resultar em extrusão apical, levando à lesão dos tecidos periapicais devido à citotoxicidade dos cimentos. Um fluxo aceitável dentro do tempo de trabalho é importante para qualquer cimento endodôntico alcançar e selar o forame apical e as irregularidades da parede dentinária lateral.(73) De acordo com a especificação NO, 57 da ADA, o fluxo mínimo de um cimento para canal radicular deve ser $\geq$ 20mm. As propriedades físicas e químicas que influenciam o caudal são a composição, o tamanho das partículas, a taxa de cisalhamento, a temperatura, a tensão superficial e o tempo de mistura. O tamanho da partícula desempenha um papel fundamental nas caraterísticas de fluxo de um vedante. É inversamente proporcional ao caudal. Se for menor, então existem irregularidades não preenchidas na parede do canal radicular e entre o material do núcleo e a parede do canal radicular; taxas de fluxo mais elevadas podem levar à extrusão do cimento a partir do forame apical, sendo ambas as situações indesejáveis para o sucesso do tratamento do canal radicular. Por isso, é preferível um fluxo moderado de cimento(7).

B. ESPESSURA FLM

A espessura da película do cimento vedante é influenciada pela viscosidade e pelo tamanho das partículas de enchimento do vedante. De acordo com o requisito ISO 6876-2001 da ADA 57, a espessura da película de um cimento obturador deve ser inferior a 50uπι.(29) Os cimentos obturadores com uma espessura de película mais fina devem ser utilizados com guta-percha.43 A espessura mínima do cimento obturador, que conduz a menos espaços vazios, é uma boa medida para a capacidade de selamento a longo prazo.(44) Por exemplo, quando a espessura da película de um cimento obturador ou o tamanho das partículas é superior ao espaço entre a dentina e a guta-percha, pode causar um deslocamento desfavorável do cimento obturador, o que afecta negativamente a firmeza da obturação radicular.

C. TEMPO DE REGULAÇÃO

Um cimento endodôntico ideal deve proporcionar um tempo de presa adequado para assegurar um tempo de trabalho suficiente e uma consistência apropriada para permitir a obturação completa do sistema de canais radiculares.(73) O tempo de presa depende dos componentes constituintes, do tamanho das suas partículas, da temperatura ambiente e da humidade relativa. (15) Não existe um tempo de presa padrão estipulado para os cimentos, mas a vantagem clínica exige que seja suficientemente longo para permitir a colocação e o ajuste da obturação do núcleo radicular quando necessário. Se o tempo de presa for demasiado rápido, o ajuste e a condensação da obturação serão difíceis. O tempo de presa lento interfere com o processo pós-endodôntico

Os procedimentos de restauração e a irritação dos tecidos podem ser pronunciados, uma vez que a maioria dos selantes dos canais radiculares são mais tóxicos antes do que depois da colocação (44).

D. SOLUBILIDADE

De acordo com a especificação 57 da ANSI/ADA, a solubilidade de um cimento endodôntico não deve exceder 3% em massa. Um cimento endodôntico altamente solúvel invariavelmente permitiria a formação de lacunas dentro e entre o material e a dentina radicular, proporcionando assim espaços para a fuga da cavidade oral e dos tecidos periapicais.(2) A baixa solubilidade retarda a dissolução do cimento obturador e prolonga a sua integridade, resistência mecânica e ação seladora. Embora a solubilidade seja essencial para a obturação permanente, ela é indesejável porque o processo de dissolução pode fazer com que o cimento obturador liberte componentes que podem ser biologicamente incompatíveis. A solubilidade dos selantes não constitui um problema clínico, uma vez que os selantes raramente são utilizados sem pontos de obturação.(45) Os materiais com maior solubilidade podem libertar substâncias irritantes e aumentar o risco de fuga e colonização bacteriana.

E. FORÇA DE LIGAÇÃO

A resistência de união dos cimentos endodônticos à dentina é uma propriedade importante, pois minimiza o risco de descolamento da obturação da dentina durante os procedimentos restauradores ou a função mastigatória, assegurando a manutenção do selamento e, consequentemente, levando ao sucesso clínico do tratamento do canal radicular. (45) A adesão mecânica proporcionada pelos materiais de obturação dentro das irregularidades do canal radicular e dos túbulos dentinários também pode contribuir para a resistência de união do material de obturação.

F. DESCOLORAÇÃO

A descoloração dentária induzida pelo cimento endodôntico após o tratamento endodôntico é um achado comum que prejudica o resultado estético.(46) Esta descoloração é consequência dos compostos do cimento que se espalham para os túbulos dentinários durante ou após a sua colocação.(47) Certos compostos como o eugenol, o fenol e os aditivos de prata podem ser a causa da descoloração coronal.48,49,50 O branqueamento de dentes descoloridos iatrogenicamente é mais difícil, demorado e menos eficaz quando comparado com dentes descoloridos por trauma.51 Uma das principais causas da descoloração dentária pode ser a presença de restos de cimento endodôntico na câmara pulpar.

G. ALTERAÇÕES DE PH

O pH dos selantes varia de acordo com os vários componentes e produtos da sua reação de presa. As alterações de pH dos selantes podem desempenhar um papel na cicatrização, porque o pH está associado a efeitos antimicrobianos e à deposição de tecido mineralizado. As alterações de pH têm um impacto nos seus comportamentos clínicos, biológicos e antibacterianos. Um pH fortemente alcalino pode encorajar um tempo de presa prolongado, o que aumenta um efeito antibacteriano duradouro e elimina os micróbios residuais que sobrevivem na parede dentinária. O pH alcalino está intimamente relacionado com o aumento da libertação de iões hidroxilo e cálcio após a obturação do canal radicular, que inibe o crescimento de micróbios residuais, o que melhora a cicatrização da patose periapical.(52)

H. RESISTÊNCIA À FRACTURA

O aumento da suscetibilidade à fratura vertical dos dentes tratados endodonticamente é atribuído principalmente à perda excessiva de estrutura dentária devido a cáries ou traumatismos, à preparação da cavidade de acesso, à instrumentação e irrigação do canal radicular, à pressão aplicada durante a obturação do canal radicular e à preparação do espaço intra-radicular.(53, 54) Os cimentos do canal radicular devem aderir fortemente à dentina. O aumento da adesividade à dentina pode levar a uma maior resistência dos dentes restaurados, o que pode proporcionar maior resistência à fratura dentária e longevidade clínica de um dente tratado endodonticamente e, portanto, diminuir as hipóteses de insucesso endodôntico.(55)

I. ALTERAÇÕES DIMENSIONAIS

As alterações dimensionais dos cimentos endodônticos podem introduzir lacunas e canais ao longo da interface cimento/dentina ou cimento/guta-percha, canais que podem ser suficientemente grandes para permitir a passagem de microrganismos ao longo dos espaços. A estabilidade dimensional é relevante para a função adequada da obturação do canal radicular.56 Foi introduzida como um requisito no Projeto de Norma Internacional (DIS) para os materiais de selagem radicular. A expansão linear não deve ser superior a 0,1% ou a contração não deve ser superior a 1%.(14)

J. FUGAS

Um dos principais objectivos da terapêutica endodôntica é a obtenção de um selamento completo que impeça a fuga bacteriana e uma maior recontaminação das paredes do canal radicular em todo o sistema de canais radiculares, especialmente na região apical. Independentemente dos recursos utilizados para a desinfeção completa no interior do sistema de canais radiculares, para garantir o sucesso, os materiais e procedimentos de obturação dos canais radiculares devem proporcionar um selamento resistente. Idealmente, o cimento do canal radicular deve ser capaz de produzir uma ligação entre o material do núcleo e a dentina da raiz, impedindo efetivamente a fuga.(50)

K. RETREATAMENTO

Na maioria dos casos, os microrganismos que sobrevivem aos procedimentos de tratamento endodôntico podem penetrar no canal radicular através de vazamento coronal, induzindo assim falhas no tratamento.(57,58) Portanto, um retratamento endodôntico não cirúrgico é necessário para restaurar a saúde dos tecidos periapicais nesses casos. O retratamento consiste na remoção do material de obturação existente para permitir a desinfeção do sistema de canais radiculares, a fim de proporcionar um ambiente satisfatório para a cicatrização perirradicular. (59) No entanto, a miríade de técnicas e estudos de retratamento encontra consistentemente obturação residual do canal radicular após a remoção.60 A remoção do material de obturação dos sistemas de canais radiculares é necessária porque este material pode potencialmente causar uma barreira mecânica que dificulta o contacto das soluções irrigadoras e dos pensos intracanais com as paredes do canal radicular.(61) Além disso, pode haver bactérias presentes nestas áreas que podem ser responsáveis pela patose pós-tratamento.(62)

L. TOLERÂNCIA DOS TECIDOS

A reação do tecido periapical após o tratamento do canal radicular e/ou a obturação pode ser influenciada por vários factores, incluindo a doença pré-existente, a eliminação do tecido pulpar, a moldagem e a limpeza do sistema de canais radiculares, a infeção bacteriana, a técnica de obturação e a natureza química

do selante.(63)

M. ACTIVIDADE ANTIBACTERIANA

O sucesso do tratamento endodôntico depende principalmente da eliminação dos microrganismos infectantes. Isto é conseguido através da preparação quimio-mecânica dos canais radiculares e deixando pensos antimicrobianos no canal radicular entre as consultas. No entanto, os microrganismos podem ainda sobreviver a estes desafios(64). Por conseguinte, são desejados cimentos endodônticos com uma boa atividade antimicrobiana para entubar e matar os microrganismos sobreviventes. Os cimentos endodônticos atualmente utilizados contêm muitos agentes antimicrobianos diferentes(66,67).

N. BIOCOMPATIBILIDADE

A biocompatibilidade dos cimentos endodônticos é importante devido ao contacto prolongado dos seus eluatos e/ou produtos de degradação com os tecidos periapicais. A composição dos cimentos endodônticos desempenha um papel importante na sua biocompatibilidade.

Os cimentos de óxido de zinco eugenol são usados rotineiramente no tratamento endodôntico. No entanto, as suas propriedades biológicas não são satisfatórias306 , uma vez que induzem a presença de um infiltrado inflamatório periapical crónico307 que pode persistir durante muito tempo.38-50 Assim, os cimentos de ZOE foram completamente substituídos por cimentos à base de resina epóxida.

Os cimentos à base de resina epóxida tornaram-se os cimentos endodônticos padrão de ouro. Este facto deve-se à sua estabilidade dimensional a longo prazo, solubilidade reduzida, selabilidade apical, extensão mínima à dentina do canal radicular e baixa toxicidade. Oliveira et al, referiu que o AH plus apresenta uma maior resistência de união em comparação com os cimentos de silicato de cálcio como o MTA Fillapex, iRoot SP.(12) A excelente adesão do AH plus deve-se à sua capacidade de formar uma ligação covalente de anéis epóxidos abertos a alguns grupos amino expostos presentes na rede de colagénio da dentina.(39) Além disso, o AH Plus destaca-se pela sua excelente resposta biológica. Leonardo et al. avaliaram histologicamente a resposta dos tecidos apicais e periapicais de dentes de cães após pulpectomia e conseguiram demonstrar a formação de tecido duro na região periapical quando o cimento AH plus foi utilizado.(30) Um cimento à base de resina epóxi apresenta melhor resultado em comparação com outros cimentos endodônticos. Esses cimentos são usados rotineiramente no tratamento endodôntico.

Os cimentos endodônticos com atividade antimicrobiana podem ajudar a eliminar os microrganismos residuais que resistem ao tratamento endodôntico. Rezende et al relataram que o Sealapex mostrou a maior atividade antimicrobiana que ajuda a eliminar os microrganismos residuais. O Sealapex mostrou uma atividade antimicrobiana significativa em comparação com os selantes à base de resina epóxica, como o Acroseal.(23) Os selantes de hidróxido de cálcio também podem ser utilizados em caso de procedimentos de retratamento. O Sealapex também demonstrou uma melhor reparação apical e periapical de dentes com periodontite perirradicular crónica.(31)

Os selantes de silicato de cálcio devem ser utilizados em caso de perfuração, reabsorção e casos de dentes imaturos. A hidratação do silicato tricálcico provoca um aumento precoce da absorção do pH. Este facto pode desempenhar um papel especial na prevenção da recontaminação de um canal radicular obturado. Estes cimentos têm uma boa capacidade de selagem, promovem a reparação biológica e não são sensíveis à humidade. Candeiro et al referiram que os cimentos biocerâmicos apresentavam menor citotoxicidade, genotoxicidade e efeitos antibacterianos semelhantes contra E.Faecalis quando comparados com o AH Plus. O Totalfill BC apresentou maior citocompatibilidade do que o AH Plus e o MTA Fillapex.(32)

Os selantes à base de compostos de cálcio, como o Apatite Root Sealer, o MTA Fillapex e o iRoot SP, induzem uma menor expressão de mediadores inflamatórios e aumentam a diferenciação osteoblástica das células PDL em comparação com o Sealapex.(20)

O BioRoot RCS tem o potencial de induzir a angiogénese e a osteogénese. Ambas as propriedades são pré-requisitos para a regeneração do tecido periapical. (21)De Long et al referiram que os selantes à base de silicato de cálcio, como o Endosequence BC e o selante MTA Plus, apresentaram uma resistência de união favorável quando utilizados na técnica de cone único, em vez da técnica de onda contínua, que diminuiu a união. Os cimentos à base de MTA reflectem a necessidade atual de dispor de materiais para terapia endodôntica que sejam capazes de estimular o processo de cicatrização dos tecidos periapicais. O MTA Fillapex apresenta uma bioatividade adequada para estimular a nucleação de cristais de hidroxiapatite(36).

As técnicas de obturação do canal radicular afectam a força de ligação do cimento à dentina do canal radicular. Os selantes à base de resina epóxida com técnica de compactação lateral estão associados a uma elevada resistência de união.

Técnicas de obturação

A. Compactação lateral a frio:

Esta é a técnica de obturação mais utilizada para a maioria das configurações do sistema de canais radiculares. Antes da obturação do canal radicular, devemos verificar se a preparação da raiz está concluída e assegurar que o dente está seco e sem sintomas. Não é utilizada em canais muito curvos ou com formas anormais ou em canais com reabsorção interna.

1- O cone principal selecionado deve ter o mesmo tamanho do MA F & ill deve ter o mesmo comprimento do comprimento total de trabalho

2- O cone principal deve necessitar de alguma força para ser assente no interior do canal e é necessária alguma força para deslocar o cone principal do canal, o que se designa por Tug back. Esta resistência à remoção do cone principal aumenta a capacidade de selagem na zona apical do canal radicular

3 Se o cone principal atingir todo o comprimento de trabalho, mas estiver solto no interior do canal, utilizamos um cone de guta percha maior ou removemos 1 mm da extremidade apical do cone principal para aumentar a largura do cone principal

4- verificar a posição do cone principal com uma radiografia para assegurar a sua óptima adequação

5- Misturar o raspador e revestir a parede pegando no selador no M A.F. e rodando-o no sentido contrário ao dos ponteiros do relógio. Assim que o MA F estiver rodado, as paredes serão pintadas com o scaler

6- Mergulhe a ponta do cone principal no selante e assente-o no canal radicular. 7

- Com a utilização do expansor, o cone principal é empurrado lateralmente e apicalmente, proporcionando espaço para uma ponta de guta percha uxiliar . O afastador deve rodar 180o (para a direita e para a esquerda) até ficar solto e ser empurrado para fora

8- A espátula deve penetrar no 113 apical (deve ser colocada uma rolha de borracha para marcar o comprimento da penetração a 2-3 mm da ponta do cone principal)

9- Colocar um cone auxiliar (que é mais pequeno do que o cone principal depois de a sua ponta ter sido mergulhada no vedante

1 0 Repetir o processo com mais pontos de guta percha e mais espalhamento até que todo o canal esteja preenchido quando o espalhador não puder ser colocado para além da linha cervical do canal radicular.

11- Tirar uma radiografia para verificar a massa de obturação.

12- Utiliza-se um instrumento quente para cortar a percha até um pouco abaixo da linha cervical. O instrumento utilizado como ou no. 6 pode ser utilizado num só movimento. Se o instrumento não estiver suficientemente quente, deve ser deslocado.

13- Para garantir a estanquicidade da condensação, é utilizado um obturador para a condensação vertical

1. 4 - Todo o selante e a guta-percha devem ser removidos da câmara pulpar com uma broca redonda Nota: alguns canais podem ser mais largos do que as maiores pontas de guta-percha disponíveis. Nesses casos, pode ser enrolada uma ponta principal personalizada utilizando várias pontas de guta-percha grandes. Estas são

amolecidas por aquecimento em chama e enroladas num cone entre duas placas de

vidro

B.Compactação lateral quente:

Esta técnica é de condensação lateral a frio, em princípio, nas fases iniciais Após a compactação do ponto principal e de alguns pontos acessórios, pode ser aplicado calor num suporte próximo. Após o mergulho inicial, o suporte é rodado cerca de 45° enquanto arrefece para evitar que adira à guta-percha. O suporte é então removido e a guta-percha é condensada a frio com um leitor convencional para compensar qualquer contração durante o arrefecimento (14).

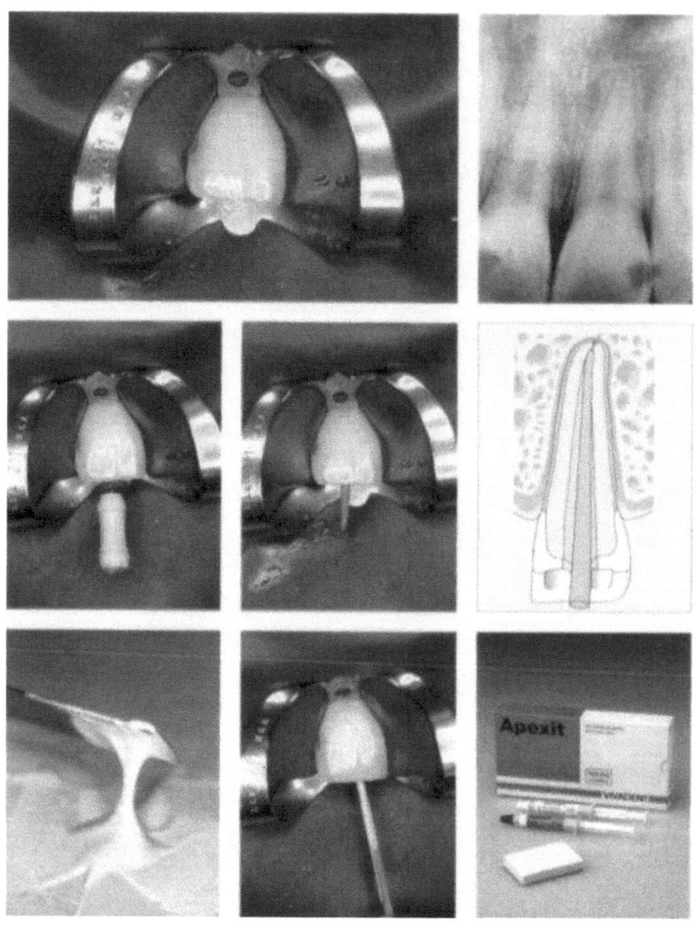

Apexit

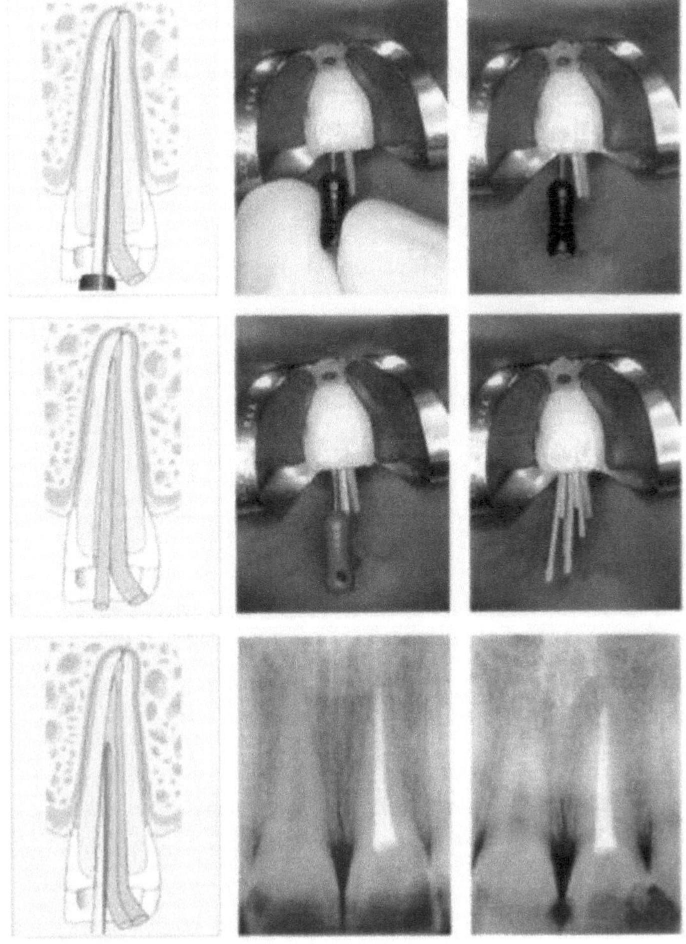

Compactação lateral

Vantagens da técnica de compactação lateral

1. Pode ser utilizado na maioria das situações clínicas.

2. Durante a compactação da guta-percha, permite controlar o comprimento, diminuindo assim as hipóteses de enchimento excessivo.

Desvantagens

1. Pode não preencher eficazmente as irregularidades do canal.

2. Não produz uma massa homogénea.

3. Pode existir espaço entre os cones acessórios e os cones principais.

Variação da técnica de compactação lateral

Para canais tubulares

• Os canais tubulares são geralmente canais grandes com paredes paralelas.

• Uma vez que estes canais não têm construção apical, o principal critério de obturação é selar o forame apical de modo a permitir a compactação do material de obturação.

• Estes casos podem ser obturados com guta-percha feita à medida ou com um cone de guta-percha que tenha sido tornado rombo através de um corte na ponta. Para canais curvos

• Os canais com curvatura gradual são tratados com o mesmo procedimento básico, que inclui a utilização de um afastador mais flexível (Ni Ti).

• Para estes canais, os expansores de dedo são preferíveis aos expansores de mão.

-Para canais com curvatura grave, como canais em forma de baioneta ou dilacerados, é preferível a técnica da guta-percha termoplastificada. Canais com falhas/imaturos

- Os canais de Blunderbuss são caracterizados por um forame apical alargado. Por isso, é necessário um procedimento especial, como a apexificação, para garantir o fecho apical.

- Para a obturação completa de tais canais, são preferidas as técnicas de guta-percha feita à medida ou de guta-percha quente.

Técnica de preparação de guta-percha por medida:

- A guta-percha feita à medida é fabricada juntando vários cones de guta-percha da extremidade à ponta até se obter um rolo.

- Este rolo é depois endurecido com água gelada ou com spray de cloreto de etilo.

- Se este cone não estiver bem ajustado, são adicionados mais pontos de guta-percha.

- Se este rolo for grande, é aquecido ao lume e novamente enrolado.

- Para utilização no canal, a superfície exterior do cone feito à medida é mergulhada em clorofórmio, eucaliptol ou halotano e, em seguida, o cone é colocado no canal. Deste modo, obtém-se uma impressão interna do canal.

- Finalmente, o cone é mergulhado em álcool para parar a ação do solvente da guta-percha.

As técnicas de compactação vertical incluem

Compactação da secção A

Tem a capacidade de adaptar a guta-percha ao espaço irregular do canal e, ao

mesmo tempo, utiliza mais instrumentos e um procedimento mais

complicado.(29)

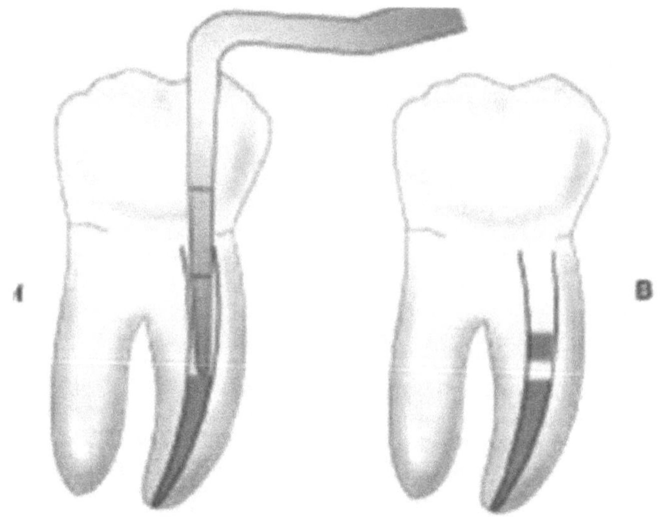

Compactação seccional

Técnica: Os obturadores com pontas planas são utilizados para compactar a guta-

percha aquecida apicalmente em etapas, começando pela porção apical e

preenchendo gradualmente o canal. A série de obturadores de diferentes tamanhos

utilizados, graduados em intervalos de 5 mm, é introduzida no canal e apertada. O

obturador mais pequeno deve atingir 5 mm do comprimento de trabalho para obter

uma boa compactação apical sem extrusão, por isso, o obturador deve captar a área máxima da secção transversal da guta-percha, com a ponta do obturador a empurrá-la apicalmente sem que o obturador se prenda às paredes do canal Um obturador demasiado pequeno não é eficaz através da guta-percha, enquanto um obturador demasiado largo se prenderia às paredes do canal e poderia dividir a raiz A largura e a rigidez dos obturadores são necessárias na preparação de canais muito cónicos A técnica não é muito utilizada em canais muito curvos, onde os obturadores rígidos podem não alcançar a curvatura e resultar em vazios apicais

Vantagem

- Sela o canal apicalmente e lateralmente

- No caso dos casos de pós e núcleo, apenas a secção apical do canal é preenchida

Desvantagem

- Demora

- Se o canal estiver demasiado cheio, é difícil remover a guta vpercha

Sistema B Técnica de conexão B

Esta nova fonte de calor (mais rápida, mais simples e mais eficaz) aumenta a temperatura na ponta do obturador portador de calor, "fornecendo assim uma quantidade precisa de calor durante um tempo indefinido". Num estudo comparativo da adaptabilidade do obturador obturador utilizado para o preenchimento de dentes extraídos, preenchido com um único passo e com o sistema B preenchido com vários passos, verificou-se que houve uma melhor adaptação desta massa quando o sistema B foi utilizado em três passos em vez de um. (30, 31)

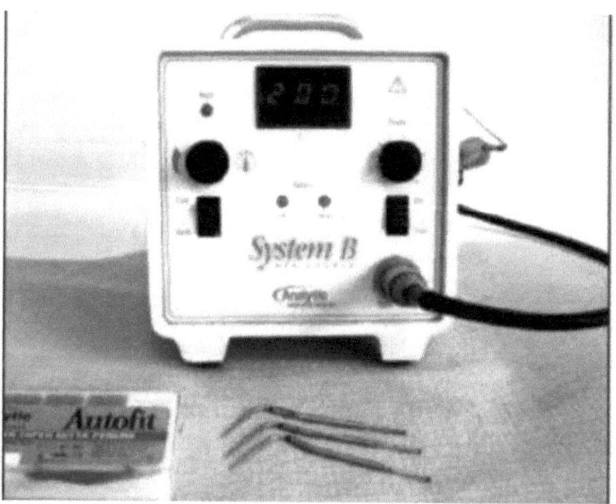

Técnica de conexão do sistema B

Compactação C-lateral / vertical (técnica híbrida)

Tendo em conta a facilidade e a rapidez da compactação lateral, bem como a densidade superior obtida com a compactação vertical da guita-percha quente,

isto é feito pelo Endontecu (um dispositivo que incorpora as qualidades de

ambas as técnicas, a lateral e a vertical é um dispositivo de compactação

controlado por calor alimentado por bateria)

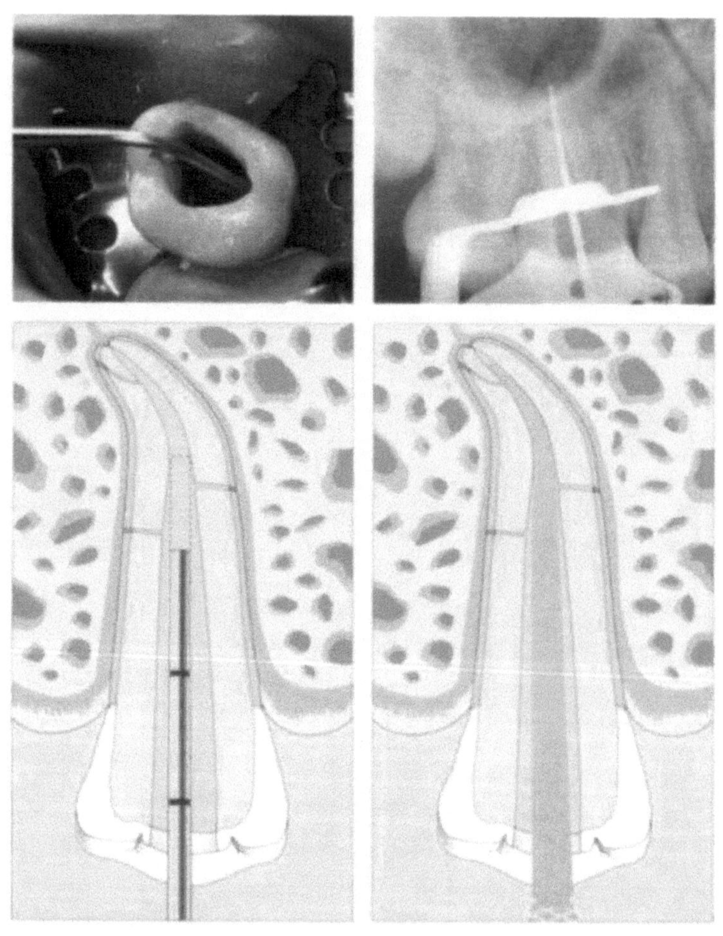

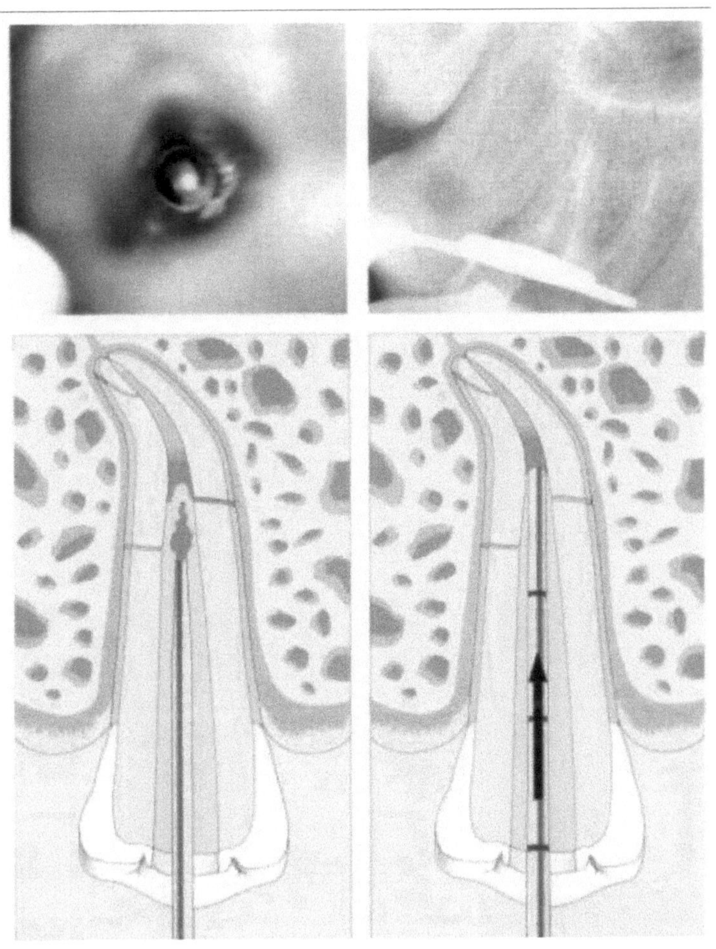

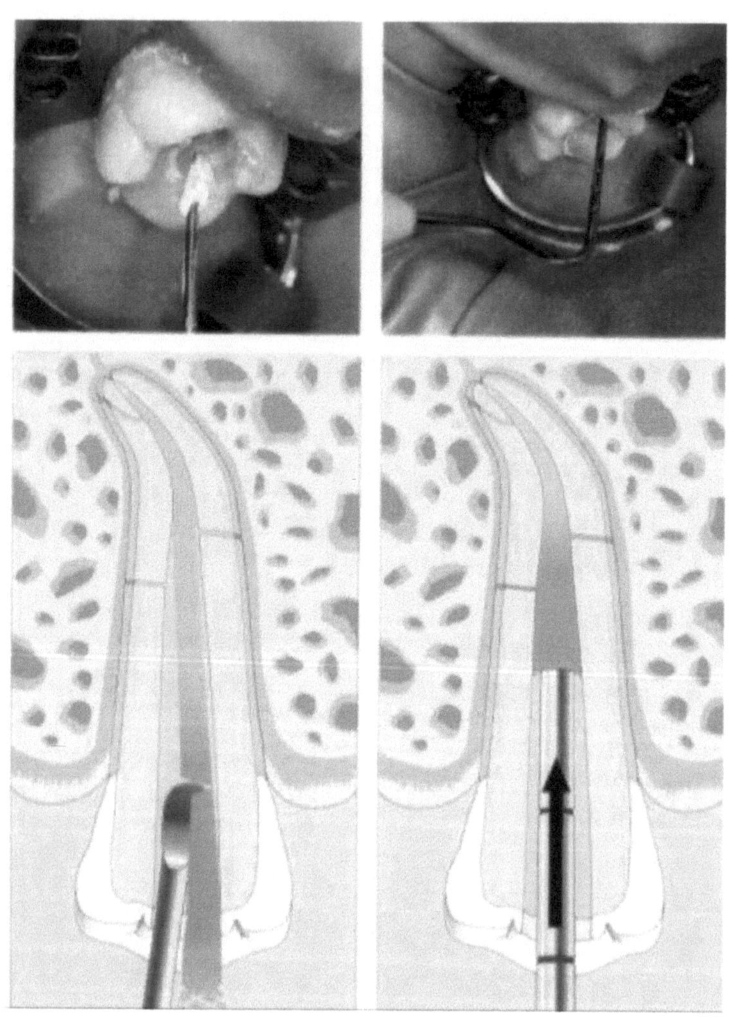

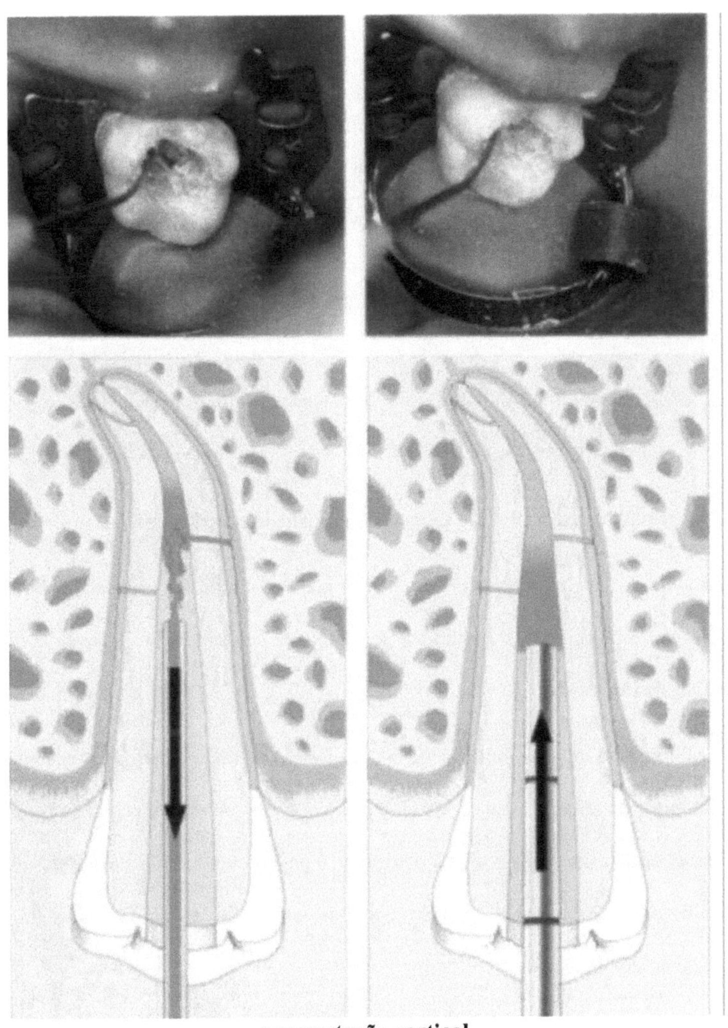

compactação vertical.

Vantagens:

- Obturação 3D do canal

Melhor selagem do canal acessório e lateral

Métodos de utilização

1 - A limpeza e a modelação do canal para esta técnica é um desenho cónico contínuo com uma paragem apical definida Depois de a ponta primária ser colocada a todo o comprimento de trabalho, o expansor manual e o expansor de obturação Endotec também são colocados

2- Secagem do canal, aplicação de uma quantidade limitada de selante

3- O obturador Endotec é colocado no canal até à profundidade máxima. O botão de ativação é premido e o obturador de aquecimento é movido no sentido dos ponteiros do relógio.

4- É agora removido da guta-percha com um movimento no sentido contrário ao dos ponteiros do relógio. Esta compactação lateral formou um espaço para a adição de pontos adicionais, após o que o obturador é novamente rodado no sentido dos ponteiros do relógio durante 10-15 segundos, arrefecido e retraído no sentido contrário ao dos ponteiros do relógio.

5- o obturador pode ser utilizado a frio para compactar a guta-percha amolecida, seguido novamente de aquecimento e preparação do espaço lateral para pontos adicionais. Desta forma (compactação lateral com o obturador aquecido para criar espaço para a guta-percha adicional e compactação vertical com o obturador arrefecido para condensar a guta-percha amolecida pelo calor), o canal fica

totalmente obturado.

Técnicas termomecânicas

Nesta técnica, a fricção entre a guta-percha e a "lima inversa" rotativa gera calor para amolecer a guta-percha e forçá-la apicalmente. Os termocompactadores disponíveis têm diferentes designs que determinam as suas propriedades.

1. Novo termocompactador McSpadden de níquel titânio

2. Condensador de guta Maillefer

1. COMPACTADOR MCSPADDEN

Em 1979, McSpadden introduziu um novo conceito de amolecimento da guta-percha pelo calor, utilizando o compactador McSpadden.

Assemelha-se a uma lima em H invertida que se encaixa numa peça de mão do tipo trinco, roda a 8.000-20.000 rpm e gera calor por fricção que amolece a guta-percha e força o material apical e lateralmente. À medida que o canal é preenchido, o compactador é forçado a sair coronalmente.(33)

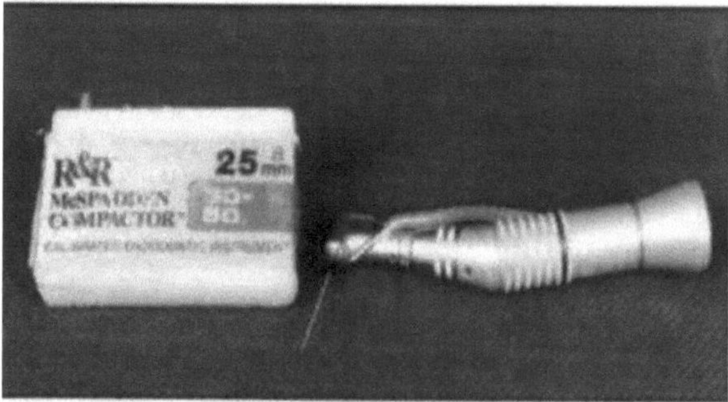

Compactador Mcspadden

As desvantagens desta técnica são:

1. Fragilidade dos instrumentos - propensos à fratura.

Por conseguinte, não pode ser utilizado em canais curvos.

2. Enchimento excessivo dos canais.

3. Dificuldade em dominar a técnica

4. Sobreaquecimento.

5. Reabsorção e anquilose.

Para ultrapassar estas desvantagens, foram desenvolvidas diferentes formas e formatos. Entretanto, a McSpadden modificou o projeto original e introduziu os condensadores NT. São fornecidos como instrumentos de Ni-Ti acionados por motor ou manualmente, com as seguintes caraterísticas

- Aumento do número de lâminas de compactação.

- Ranhuras menos profundas.

- Diminuição da nitidez.

- Fabricado em NiTi para maior flexibilidade .

Procedimento:

- Colocar o cone de guta-percha primário no canal radicular.

- Selecionar o condensador de tamanho adequado, revesti-lo com guta-percha (amolecida pelo calor) guta-percha I (α) ou guta-percha II (β).

- O condensador é então girado no canal a 1000-4000 rpm, o que faz com que a guta-percha seja projectada lateral e verticalmente.

- A velocidade é controlada pela peça de mão NT matic.

2. Condensador de guta Maillefer Maillefer modificou o instrumento de tipo hedstrom como condensador de guta.

- Tem um menor número de lâminas de compactação.

- Maior nitidez.

  - Ranhuras mais profundas

  Utilizado: Para a obturação posterior de canais já preenchidos no terço apical por

  a. Compactação vertical quente.

  b. Compactação seccional.

  c. Compactação lateral a frio.

3. **Termocompactador de zíper/ Bujão de motor**

- Este termocompactador assemelha-se a uma lima K invertida.

- Aumento do número de flautas

- Utilizado para o preenchimento de canais já preenchidos no terço apical

- Na técnica híbrida (Tagger).(34)

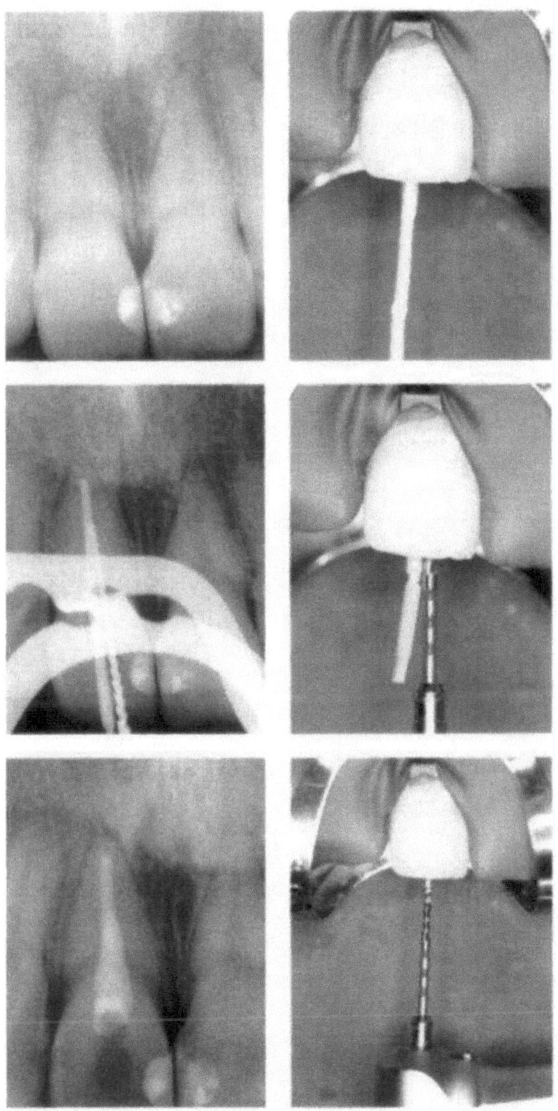

Termomecânica

Técnica termoplástica Esta técnica inclui a injeção de guta-percha fundida no espaço do canal. Inclui o sistema de guta-percha aquecido A-Obtura ll

B-Ultrafill system. C-Inject-R fill

D - Inserção de suporte de núcleo sólido (thermafill)(35)

Sistema de guta-percha aquecida A-obtura

1- Temperaturas controladas digitalmente entre 160oC e 2000C 2 Guta-percha regular Betaphase ou guta-percha de fluxo fácil menos viscosa. Este sistema é composto por uma unidade de controlo e uma seringa de pistola concebida para aceitar 29 pastilhas de guta-percha disponíveis com o sistema. As pastilhas são colocadas no cilindro da seringa, onde são aquecidas a uma temperatura de 160°C.

Quando derretida, a guta-percha é extrudida através de agulhas de prata descartáveis disponíveis numa gama de: 18,20,22 e 25 gauge). A guta-percha extrudida tem uma temperatura de 62-65C e pode permanecer durante 3 minutos. Para evitar uma extensão insuficiente, a agulha de aplicação deve ser colocada dentro de 3-5 mm do comprimento de trabalho. O controlo inadequado da temperatura pode causar maus resultados. (36)

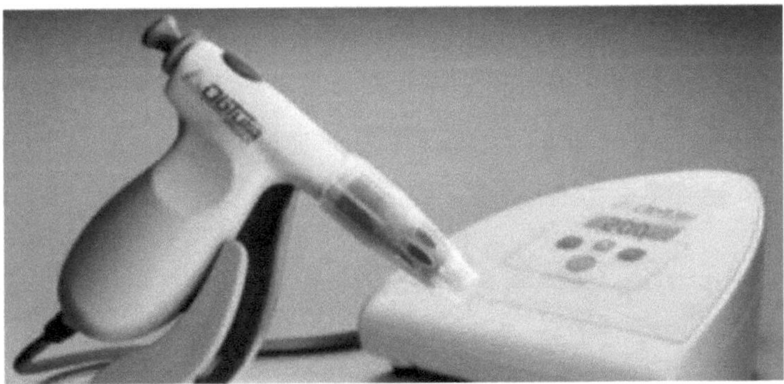

Sistema de guta-percha aquecido Obtura

Sistema B-Ultrafil:

Este sistema cura a guta-percha a 70C. É composto por um aquecedor e uma seringa de injeção de punho de pistola separada. Ao contrário do sistema de obturação, a pistola não contém qualquer elemento de aquecimento. A guta-percha é fornecida em cânulas de pré-enchimento, regular set branco, endoset (verde) e firm set (azul).

fim set(blue) Cada um com diferentes taxas de endurecimento e retração total. O menor é muito mais rápido do que os outros dois. As cânulas têm uma agulha padrão que é equivalente em tamanho a uma broca Glidden No.70 No.2. O comprimento de trabalho da agulha significa que é essencial um canal largo de preparação. pode ser curvado, se necessário, tendo em conta a necessidade de fluxo.

Uma vez removida de um amaciador a funcionar, a cânula perde calor rapidamente e tem um tempo inferior a 1 minuto. arma com a cânula deve, por conseguinte, ser devolvida ao amaciador. O procedimento de injeção é aquecedor para uma técnica mais sensível. deve ser apertado lenta e cuidadosamente. Caso contrário, o gatilho pode fraturar a cânula ou extrudir uma pressão excessiva que guta percha através da parte de trás da cânula

C Inject-R Fill.

Este sistema é constituído por um pequeno recipiente metálico preenchido com guta percha e um backni acoplado. A técnica permite a aplicação de uma única injeção de guta percha no segmento apical do canal. (37)

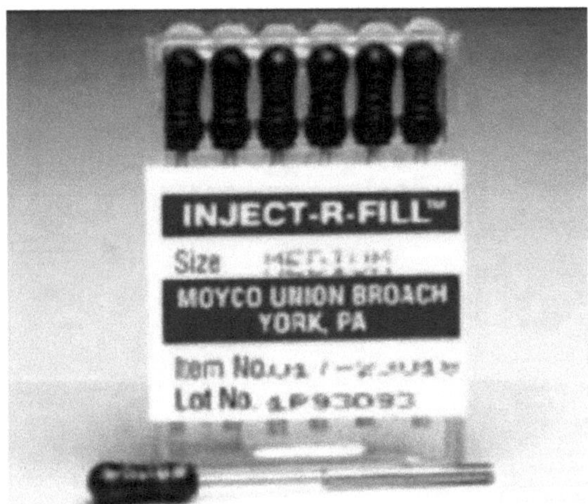

Inject-R Fill

Técnica

1- Aplicar um raspador antes de preencher a região

2- O inject-R Fill deve primeiro ser aquecido com um aquecedor eletrónico até que a guta-percha comece a sair da extremidade aberta

3- A unidade desparasitada é então colocada no orifício do canal Para que o dispositivo encaixe, o orifício do canal deve ter pelo menos um diâmetro Um empurrão de 2 mm da pega em direção ao canal injecta a guta-percha aquecida no canal O suporte é então rodado para o libertar do acesso, 4-Prc encaixados na mão dos dedos são subsequentemente utilizados para compactar a guta-percha e empurrar a massa injectada para o contacto com o segmento apical. O obturador deve ser posicionado no centro da massa e empurrado firmemente em direção ao ápice. (38)

Inserção de suporte de núcleo D-Solid (thermafil)

Thermafil Foram recentemente assinaladas várias técnicas de guta-percha de fase alfa; a guta-percha é amolecida pelo calor e transportada para o canal num suporte de metal ou plástico. Existem outros sistemas semelhantes, nomeadamente Densfil, Soft core e Three Dee GP Verificou-se que o Thermafil exerce menos tensão na raiz ao colocar e compactar o seu núcleo de guta-percha (20) quando comparado com a obturação ou compactação lateral A boa paragem ou constrição apical é muito importante quando se utiliza a técnica ThermaFil Soft-Core Three Dee GP utilizando obturadores endodônticos Thermafil: A guta percha de fase alfa é essencial para a técnica porque tem melhores caraterísticas de fluxo quando termoplastificada A guta percha foi moldada num cone cónico para evitar desperdício

A porção coronal do suporte tem marcações e um batente de borracha para facilitar o controlo do comprimento. Estão disponíveis suportes de plástico em branco para medir o tamanho adequado para um canal (o que significa a correspondência da lima apical principal (MAF) utilizada). Se o obturador selecionado for demasiado pequeno, o suporte com a guta-percha pode ser extrudido e, se for demasiado grande, a obturação radicular pode terminar curta. Como em muitas técnicas de obturação, o canal deve ser corretamente moldado e limpo.

As paredes do canal são revestidas com um vedante e a guta-percha é amolecida no forno Therma Prep. O tempo de batimento depende do tamanho da câmara do núcleo.

o m E fabricantes quando a guta-percha adquire brilho e começa a expandir-se e os tempos mínimos devem estar no forno quando o obturador está pronto, Quando estiver assente, o excesso de guta-percha acumula-se no orifício do canal; se o canal tiver um afunilamento largo, pode ser possível uma verificação compacta. Os suportes metálicos são pré-preparados para corte, mas os suportes plásticos podem ser cortados com um instrumento aquecido ou com uma broca cónica invertida de aço inoxidável afiada numa peça de mão convencional. (39)

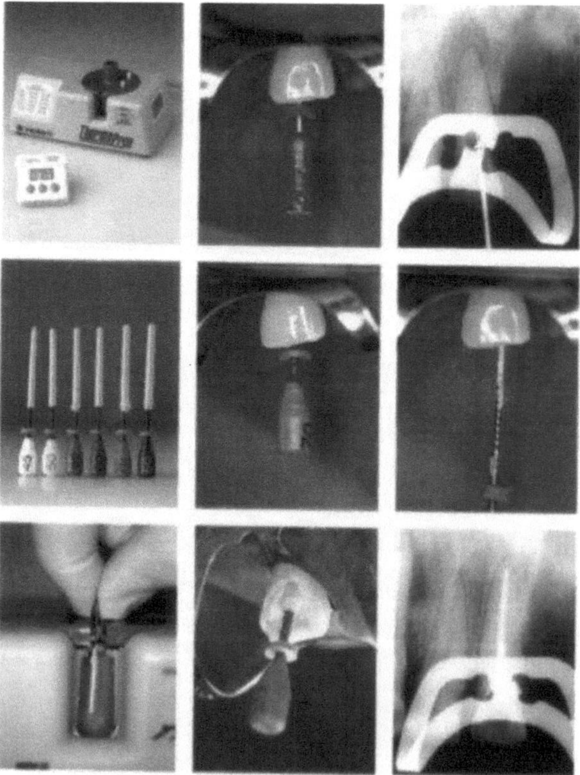

Técnica Thermafil

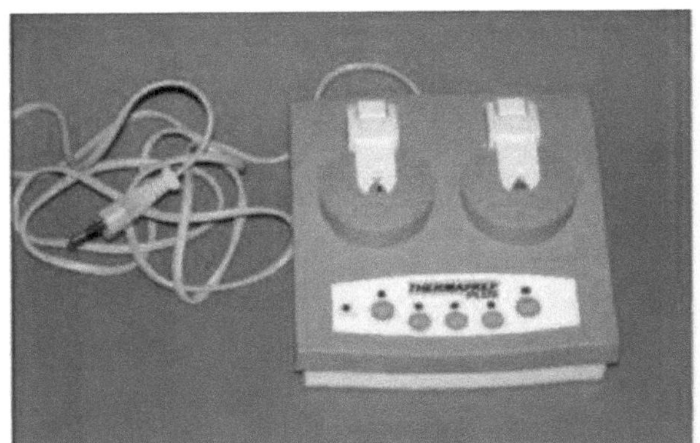

Forno Therma Prep

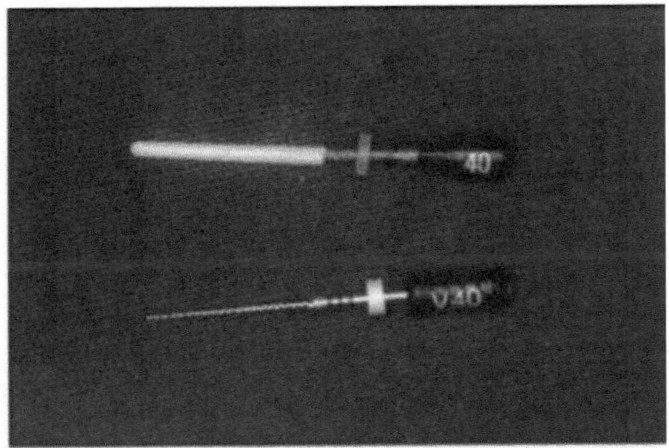

Guta-percha Thermafill

Pastas

Preencher alguns dos critérios delineados por Grossman 19ssar adaptar-se à complexa anatomia do canal interno. no entanto, a caraterística de fluxo pode resultar em extrusão

ou obturação incompleta. A incapacidade de controlar o material é uma desvantagem distinta e, quando ocorre extrusão, esta só pode ser corrigida por intervenção cirúrgica. Para além disso, as pastas são por vezes utilizadas como substituto de procedimentos completos de limpeza e moldagem, e a adição de paraformaldeído resulta em toxicidade grave.

O enchimento do terço apical inclui:

A.   técnica de obturação de enchimento simples

B.   obturação apical de lascas de dentina

C.   Enchimento apical de hidróxido de cálcio.

A- Técnica de obturação simplifill

Tem um suporte metálico que vem nos tamanhos Iso 35-130 5 mm de tampão apical gu percha ou res na extremidade É utilizado de forma semelhante a um sistema de suporte Tem a vantagem de não deixar o suporte no canal, uma vez que é torcido para fora de um tampão apical mpuFill

Vantagens:

1- Ajuda a conservar a dentina devido à técnica de instrumentação de velocidade ligeira (menos alargamento)

2- elimina as forças internas adicionais, uma vez que não é utilizado nenhum espalhador ou obturador para compactar o tampão apical

3- Não é deixado nenhum transportador no canal.

Técnica

1- Após a conclusão da preparação do canal utilizando o rolary Light speed, o porta-obturador apical GP especialmente concebido, correspondente ao MAF, é colocado à prova sem selante no canal seco.

2- No entanto, antes da inserção, a rolha de borracha no suporte, com a guta-percha ligada, é colocada 2 mm abaixo do comprimento de trabalho

3- O suporte é então inserido no canal e avança lentamente, atingindo o comprimento indicado pelo batente de borracha (ou seja, 2 mm a menos do comprimento de trabalho)

4- Uma vez verificado o ajuste, o suporte do obturador apical é removido e o canal é revestido com um vedante adequado utilizando MAF ou um papel saturado de vedante.

5.   O G Plug é revestido sequencialmente com aquecimento, inserido no canal e avançado até à resistência de cerca de 2 ehon do comprimento de trabalho

6 Assim que o tampão GP for libertado, rodando a pega do suporte no sentido contrário ao dos ponteiros do relógio

B-Denten lasca a obturação apical

As lascas de dentina ocupam frequentemente a porção apical de canais preparados e mesmo selados, tendo sido bem estabelecido que a obturação de dentina estimula tanto a osteo como a cementogénese, tendo-se concluído que as lascas de dentina actuam como barreira apical, confinando os materiais ao espaço do canal e conduzindo a uma cicatrização mais rápida, inflamação mínima e deposição de cimento.

C-Preenchimento apical com hidróxido de cálcio.

Foi demonstrado que o hidróxido de cálcio estimula a cementogénese e a osteogénese e promove a apexificação após uma limpeza e moldagem minuciosas. Devido à sua solubilidade, tem sido utilizado principalmente como obturação apical ou como tampão dentinário (Weisen-seel et al.

Obturação com agregado de trióxido mineral (MTA)

Agregado de trióxido mineral (MTA) O MTA foi desenvolvido pelo Dr. Torabinejad em 1993. Contém silicato tricálcico, silicato dicálcico, aluminato tricálcico, óxido de bismuto, sulfato de cálcio e tetracálcio

As vantagens do MTA incluem a sua excelente biocompatibilidade, a menor toxicidade de todos os materiais de obturação, a natureza radiopaca, a natureza bacteriostática e o facto de ser considerado um material de obturação adequado para a obturação do canal radicular devido à sua capacidade de selagem e biocompatibilidade, a sua caraterística de manuseamento algo difícil, que pode ser ultrapassada com a experiência e o seu tempo de presa prolongado de, pelo menos, 3 horas ou mais.

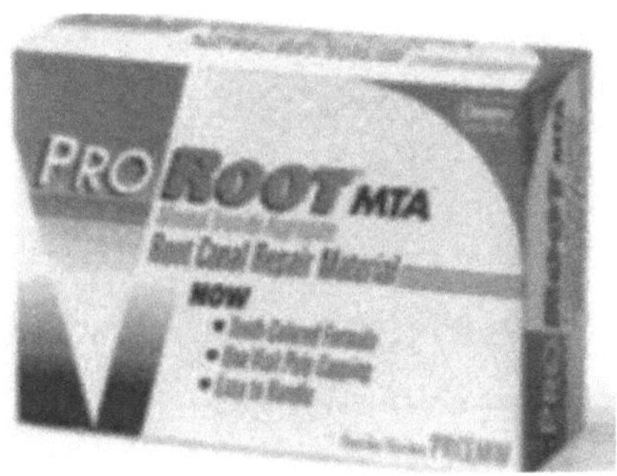

Notas gerais

1. O MTA foi mais significativo do que os outros materiais de obturação da extremidade radicular testados (Tora Jad et al]

2. a capacidade de selagem do material é importante e mostrou que uma espessura de 4 mm de MTA era mais eficaz na prevenção da fuga de proteínas do que uma espessura menor de MTA[Valois]

3. Na barreira apical, o MTA de 5 mm de espessura foi significativamente mais duro do que na barreira de 2 mm e permitiu uma fuga significativamente menor (Matt et al,)

4. O MTA mostrou a resposta mais favorável dos tecidos periapicais e que houve uma neoformação da cobertura cimentícia sobre o MTA [BEAK etal,)

5. pode suportar a regeneração quase completa do periodonto perirradicular quando utilizado como material de obturação da extremidade da raiz em dentes que não estão infectados (Regan et al)

6. A aplicação de pellets de algodão húmido reduz significativamente a fuga do MTA utilizado como barreira apical (matt et al,)

7. O MTA é capaz de libertar parcialmente a sua fração solúvel em ambiente aquoso ao longo de um período de tempo e ainda mantém o seu elevado nível de PH de 11 a 12 durante pelo menos 78 dias. Esta fração solúvel é composta principalmente por óxido de cálcio, que pode fornecer a alcalinidade favorável à divisão celular e à formação de matriz para a cicatrização do tecido perirradicular e para a atividade antimicrobiana. (fridland et al)

8. A colocação do MIA nos canais radiculares e a sua dissolução gradual, os cristais de hidroxiapatite nucleiam e crescem, preenchendo o espaço microscópico entre o MTA e a parede da dentina. Este selamento é primeiro mecânico, mas depois há uma reação entre a camada de apatit sob a forma de uma ligação química, e um selamento entre o MTA e a dentina (sarker etalare)

Métodos utilizados

1. Após a limpeza da moldagem e a remoção da camada de esfregaço, o canal é seco com uma ponta de papel

2. Mistura do MTA com água esterilizada numa placa de vidro com uma espátula metálica 3.Material inserido no canal radicular e embalado com um tampão ou guta percha (2 mm) mais curto do que o comprimento final de trabalho

4-   é tirada uma radiografia para mostrar a colocação correta do MTA na parte apical do canal

5- O MTA adicional foi embalado com um tampão grande e encheu o canal até à JCE 6. O algodão húmido foi colocado sobre o MTA e depois o dente foi fechado com uma obturação temporária

7-A radiografia final é efectuada para avaliar o MTA no interior do canal

CONCLUSÃO

Vários avanços tecnológicos cruzaram-se e foram incorporados nas técnicas contemporâneas preconizadas para a obturação do canal, para além da utilização da técnica do núcleo portador. O resultado desta mistura foi ainda mais influenciado pelo enfoque em procedimentos minimamente invasivos, preconizados para os canais radiculares, incluindo preparações de acesso coronal e a utilização de uma modelação mais previsível do canal com instrumentos de níquel-titânio flexíveis e tratados termicamente, protocolos de irrigação recentemente preconizados e cones de guta-percha cortados a laser que proporcionam um encaixe e uma adaptação precisos ao terço apical do canal modelado. Juntamente com os avanços na tecnologia biocerâmica/bioagregada baseada no cimento Portland original de Aspdin

Esta década de procedimentos de canal radicular melhorados atingiu um máximo histórico e muitos mais dentes estão a ser retidos. No entanto, juntamente com estas conquistas, vem a responsabilização dos clínicos e os resultados favoráveis, para os quais existem poucos dados significativos a longo prazo. Em muitos aspectos, os dados desta natureza dependem muito mais do que apenas a aplicação destes avanços tecnológicos nos procedimentos de canal radicular.

REFERÊNCIAS

1. American Assosiation of endodontic 1994 Glossário de terminologia
contemporânea para Endo 6Ed.

2. Ingle Beveridge E. Glick D Weichman J me Washingion study JL
Philadelphia: Lea In Inge L Taintor ed Enidodonties Febiger: 1994 -53

3. Ingle, JL: Endodontics 3rd Edition, Lea and Febiger, Philadelphia, 1985 J
Endod 2006: 32 963-6

4. Friedman S, Lost C, Zarrabian M, Trope M: Avaliação do sucesso e insucesso
após terapia endodôntica utilizando um cimento de ionómero de vidro, J Endod
1995

5. Grossman L Endodonmies II ed, Philadelphia, Lea & Febiger 1988

6. Loest C, Trope M, Friedman s Follow-up de canais radiculares obturados com
onómero de vidro e selante de canal radicular de resina epóxida. JEndod 1993, 19
201

7. Heling I: O efeito antimicrobiano dentro dos túbulos dentinários de quatro
selantes de canais radiculares. JEndod 1996, 22:257

8. Koch MU: Libertação de formaldeído de selantes de canais radiculares.
influência do método Int Endod J 1999.

9. Spangberg LS, Barbosa SV, Lavigne GD: O AH 26 liberta formaldeído.

Endod 1993

10. Leonardo MIR, Bezerra da saliva LA , Filho MT, Santana da Saliva

R:Libertação de formaldeído por 4 cimentos endodônticos 1999,88,221

11. De Moor RJ,DE Bruyne MA : a capacidade de selagem a longo prazo do

AH26 e do AH plus utilizados com três técnicas de obturação com guta-

percha.2004,35,326

12. Zielinski TM, Baumgartner JC , Marshall JC:Uma avaliação do Guttaflow e

da guta-percha no preenchimento de sulcos e depressões laterais. 2008,34,295

13. Eldeniz AU, Mustafa K.Orstavik D, Dahl JE:Citotoxicidade de novos

selantes de canais radiculares à base de resina, hidróxido de cálcio e silicone em

fibroblastos derivados de gengiva humana e linhas celulares L929. Int endod J

2007,40,329

14. Bouillaguet S, Wataha JC , TayFR, Beackett MG , Lockwood PE: resposta

biológica inicial in vitro a selantes endodônticos contemporâneos.J Endod

2006,32,989

15. Brackett MG, Martin R, Sord J ,et al :comparação de técnicas de selagem

após obturação utilizando um selante de canal radicular à base de

polidimetiloxano.J Endod 2006,32,1188

16. Brothman P. Um estudo comparativo da condensação vertical e lateral da guta-percha. J Endod 1981;7:27.

17. Sousa CJ, Montes CR, Pascon EA, Loyola AM, Versiani MA Comparação da biocompatibilidade intra-óssea dos cimentos AH Plus EndoREZ e Epiphany para canais radiculares. J Endod 2006;32(7):656-62.

18. Tay FR, Loushine RJ, Monticelli F, Weller RN, Breschi L Eficácia dos cones de guta-percha revestidos a resina e do selante à base de resina de metacrilato hidrofílico de cura dupla na obturação dos canais radiculares. J endod 2005;31:659-64

19. MK, Tigos E, Wesselink PR. Um estudo longitudinal de 18 meses sobre um novo selante à base de silicone, RSA RoekoSeal: um estudo de fugas in vitro. Oral Surg oral Med Oral Pathol Oral Radiol Endod 2002;94:499-502.

20. Ingle j I.,Bakland L.K Endodontics Ed 6 principle and practice of endodontics.3Ed

21. Atlas a cores de endodontologia, 2000, Editores: Klaus H. Rateitschak e Herbert E Wolf.

22. J santosl, L Tjaderhane,C.ferrazl,A.Zaial,M.Alves,M.De Goes4 &m. Carrilho.

23. F.Sommal, G. Cretellal.M. Carotenutol, R pecci, R Beduni, M.De Biasi&D. Angerame.

24. A.C.M.Oliveira,j. M.G Tanomaru , N.Faria-jonior&M.Tanomaru-Filho 25. Shipper G, 0rstavik D, Teixeira FB, Trope M. Uma avaliação do comportamento microbiano

l eakage in roots filled with a thermoplastic synthetic polymer-based root canal filling material (Resilon). J Endod 2004;30:342-7.

26. Britto LR, Borer RE, Vertucci FJ, Haddix JE, Gordan VV. Comparação do selamento apical obtido por um cimento à base de resina de dupla polimerização ou um selante de resina epóxi com ou sem o uso de um primer ácido. J Endod 2002;28:721-3.

27. Pinna L, Brackett MG, Lockwood PE, et al. Avaliação da citotoxicidade in vitro de um selante de canal radicular autoadesivo à base de resina de metacrilato. J Endod 2008; 34:1085-8.

28. Manal Farea, BDS; Sam an Masudi, DDS,MS; e Wan Zaripah Wan Bakar,BDS, DclinDentI

29. Lofti, M. Resilon; uma revisão exaustiva da literatura. JODDD, 7(3), 119131.

30. Tay FR, Pashley DH. Monoblocos em canais radiculares - uma hipótese ou um objetivo tangível. J Endod. 2007; 33: 391-398. doi:

10.1016/j.joen.2006.10.009 228

31. Hashieh I, Pommel L, Camps J: Concentração de eugenol libertado apicalmente de selantes à base de óxido de zinco-eugenol, JEndod 25:713, 1999

32. illagas JC, Yoshioka T, Kobayashi C, Suda H. Utilização do sistema B em três passos versus passo único: avaliação das obturações dos canais radiculares com guta-percha e sua adaptação às paredes do canal. J Endod 2004;30:719-21.

33. Villagas JC, Yoshioka T, Kobayashi Ch, Suda H. Avaliação do aumento da temperatura intracanal durante a utilização do Sistema B: replicação da anatomia intracanal: Int Endod J 2005;38: 21

34. Material de obturação de canais radiculares à base de polímero sintético (Resilon). Shipper et al., JOE, Vol. 30(5), maio de 2004.

35. Utilizando um protocolo de penetração bacteriana, os investigadores descobriram que

O Resilon/Epiphany (R/E) foi mais de 6 vezes mais eficaz na prevenção de fugas para o ápice.

36. Resistência à fratura de raízes tratadas endodonticamente com um novo material de preenchimento de resina. Thompson et al. JADA, Vol. 135, maio, 2004.

37. Estes investigadores verificaram que o Resilon/Epiphany aumentou a resistência à fratura das raízes tratadas endodonticamente em mais de 20%. Dent., Vol. 16(6), novembro de 2004.

38. DUbrow H.SILVE Rpoint e gutta percha e o papel da obturação do canal radicular

jAM Dent Endodontic ASSOSIATION 1976

39. Instruções de utilização cayahoga fall OH;COLTENE\WHAEDENT2006

40. Togger M avaliação do selamento apical produzido pelo método híbrido de obturação do canal radicular que combina a condensação lateral e a condensação hermética 1984.

41 Jose F. Siqueira Jr , Amauri Favieri,SergioM.M. Gahyva,Saulo R. Moraes,Kenio

C. Lima, Helio P. Lopes; Antimicrobial Activity and Flow Rate of Newer and Established Endodontic sealers;J Endod 2000;Vol 26(5):274-77

42 R.R.Nawal, M.Parande, R.Sehgal, A.Naik, N.R.Rao; Uma avaliação comparativa da eficácia antimicrobiana e das propriedades de fluxo do Epiphany, do Guttaflow e do vedante AH-Plus; Int Endod J 2011; Vol44:307-13

43 Faria-Júnior NB, Tanomaru-Filho M, Berbert FL, Guerreiro-Tanomaru JM. Atividade antibiofilme, pH e solubilidade de cimentos endodônticos. Int Endod J.

2013 Aug;46(8):755-62.

44 Saad Al-Nazhan; Physical Properties of Root Canal Filling Materials; The Saudi Dental Journal 1989;Vol 1(1):27-9

45 Gabriela Alexandra Marin-Bauza, Yara Teresinha Correa Silva-Sousa, Suely Aparecida da CUNHA,Fuad Jacob; Propriedades físico-químicas de cimentos endodônticos de diferentes bases; J Appl Oral Sci. 2012;20(4):455-61

46 Camargo CH, Oliveira TR, Silva GO, Rabelo SB, Valera MC, Cavalcanti BN. O tempo de presa afeta as propriedades biológicas in vitro de cimentos endodônticos. J Endod. 2014 Apr;40(4):530-3.

47 Claudio Poggio,Carla Renata Arciola, Alberto Dagna; Solubilidade de cimentos endodônticos: Um estudo comparativo; Int J Artif Organs (2010;33: 9) 676-681

48 Vitti RP, Prati C, Silva EJ, Sinhoreti MA, Zanchi CH, de Souza e Silva MG, Ogliari FA, Piva E, Gandolfi MG. Propriedades físicas do cimento MTA Fillapex. J Endod. 2013 Jul;39(7):915-8.

49 Oliveira AC, Tanomaru JM, Faria-Junior N, Tanomaru-Filho M (2011) Vazamento bacteriano em canais radiculares obturados com cimentos convencionais e à base de MTA. International Endodontic Journal 44, 370-5.

50 Carvalho-Junior JR, Correr-Sobrinho L, Correr AB, Sinhoreti MA, Consani S, Sousa-Neto MD. Solubilidade e alteração dimensional após a presa de cimentos endodônticos: uma proposta para menores dimensões das amostras de teste. J Endod. 2007 Sep;33(9):1110-6.

51 John Ide Ingle, Leif K. Bakland, J.Craig Baumgartner. Obturação do espaço radicular. Endontia de Ingle 6;p 1034-8

52 Hanan Alzraikat, Nessrin Ahmad Taha, Layla Hassouneh; Dissolução de um cimento agregado de trióxido mineral em solventes endodônticos em comparação com cimentos convencionais; Braz Oral Res. 2016;300

53 Baldasso FE, Kopper PM, Morgental RD, Steier L, Figueiredo JA, Scarparo RK. Resposta biológica tecidual a uma nova formulação de um selante endodôntico à base de silicone. Braz Dent J. 2016 Out-Dez;27(6):657-663.

54 Cotti E, Petreucic V, Re D, Simbula G. Avaliação da citotoxicidade de um novo cimento endodôntico híbrido à base de resina: um estudo in vitro. J Endod. 2014 Jan;40(1):124-8.

55 Eldeniz AU, Shehata M, Hogg C, Reichl FX. Quebras de fita dupla de DNA causadas por selantes endodônticos novos e contemporâneos. Int Endod J. 2016 Dec;49(12):1141- 1151.

56 Gahyva SM1, Siqueira JF Jr. Genotoxicidade e mutagenicidade diretas de substâncias e materiais endodônticos avaliadas por dois sistemas de testes procarióticos. J Appl Oral Sci. 2005 Dec;13(4):387-92.

57 Badole GP, Warhadpande MM, Meshram GK, Bahadure RN, Tawani SG, Tawani G, Badole SG. A comparative evaluation of cytotoxicity of endodontic sealers: an in vitro study. Restor Dent Endod. 2013 Nov;38(4):204-9.

58 Kwang-Won Lee MC, Williams BS, Camps JC, Pashley DH. Adhesion of endodontic sealers to dentin and gutta-percha. J Endod. 2002 Oct;28(10):684-8.

59 Versiani MA, Abi Rached-Junior FJ, Kishen A, Pécora JD, Silva-Sousa YT, de Sousa-Neto MD. Nanopartículas de óxido de zinco melhoram as caraterísticas físico-químicas do selante de Grossman. J Endod. 2016 Dec;42(12):1804-1810.

60 Hammad M, Qualtrough A, Silikas N. Comportamento de retração de selantes endodônticos de presa prolongada. J Endod. 2008 Jan;34(1):90-3.

61 Orstavik D. Antibacterial properties of endodontic sealers, cements and pastes. Int. Endod. J. 1981;14:125-33.

62 ShahPM, Chong BS, Sidhu SK, Ford TR. Radiopacidade de potenciais materiais de obturação de extremidades radiculares. Oral Surg. Oral Med. Oral Pathol. Oral Radiol. Endod. 1996;81:476-9.

63 Michaud RA, Burgess J, Barfield RD, Cakir D, McNeal SF, Eleazer PD. Expansão volumétrica da guta□percha em contacto com o eugenol. J Endod 2008;12:1528^32.

64 Kontakiotis EG, Wu MK, Wesselink PR. Efeito da espessura do selante na capacidade de selamento a longo prazo: A 2□year follow□up study. Int. Endod. J. 1997;30:307-12.

65 El□ Sayed F, Seite□Bellezza D, Sans B, Bayle□Lebey P, Marguery MC, Bazex J. Urticária de contacto de formaldeído numa pasta dentária de canal radicular. Dermatite de contacto 1995;33:353.

66 Brodin P. Efeitos neurotóxicos e analgésicos dos cimentos dos canais radiculares e dos materiais dentários protectores da polpa. Endod. Dent. Traumatol. 1988;4:1-11.

67 Barnett F, Trope M, Rooney J, Tronstad L. Capacidade de selamento in vivo de cimentos endodônticos contendo hidróxido de cálcio. Endod Dent Traumatol. 1989 Feb;5 (1):23-

6 .

68 Carvalho-Junior JR, Correr-Sobrinho L, Correr AB, Sinhoreti MA, Consani S, Sousa-Neto MD. Solubilidade e alteração dimensional após a presa de cimentos endodônticos: uma proposta para menores dimensões das amostras de teste. J Endod. 2007 Sep;33(9):1110-6.

69 Lee JH, Lee HH, Kim KN, Kim KM. Citotoxicidade e efeitos anti-inflamatórios dos iões de zinco e do eugenol durante a colocação de ZOE em queratinócitos orais humanos imortalizados cultivados como esferóides tridimensionais. Dent Mater. 2016 May;32(5):e93-104.

70 Wilson AD, Batchelor RF. Cimentos de óxido de zinco-eugenol: II. Estudo da erosão e desintegração. J Dent Res. 1970 maio-Jun;49(3):593-8.

71 Demiryürek EO, Külünk S, Yüksel G, Saraç D, Bulucu B. Efeitos de três selantes de canal na resistência de ligação de um pilar de fibra. J Endod. 2010 Mar;36(3):497-501.

72 Altmann AS, Leitune VC, Collares FM. Influência dos seladores à base de eugenol na resistência de união push-out de pilares de fibra cimentados com cimento resinoso: Revisão Sistemática e Meta-análise. J Endod. 2015 Sep;41(9):1418-23.

73 Koch T, Peutzfeldt A, Malinovskii V, Flury S, Haner R, Lussi A. Cimento

temporário de óxido de zinco e eugenol: quantidade de eugenol na dentina e resistência de união do compósito de resina. Eur J Oral sci. 2013 Aug;121(4):363-9.

74 Scelza MZ, Campos CA, Scelza P, Adeodato CS, Barbosa IB, de Noronha F, Montalli V, Napimoga M, de Araújo VC, Alves GG. Avaliação da resposta inflamatória a seladores endodônticos em um modelo animal de defeito ósseo. J Contemp Dent Pract. 2016 Jul 1;17(7):536-41.

75 Zhou HM1, Shen Y, Zheng W, Li L, Zheng YF, Haapasalo M. Propriedades físicas de 5 selantes endodônticos. J Endod. 2013 Oct;39(10):1281-6

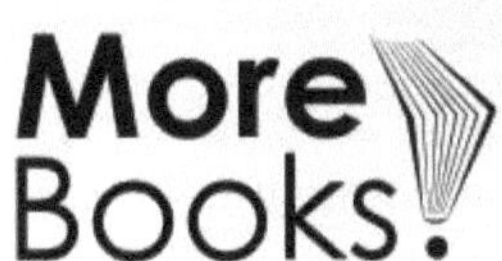

More
Books!

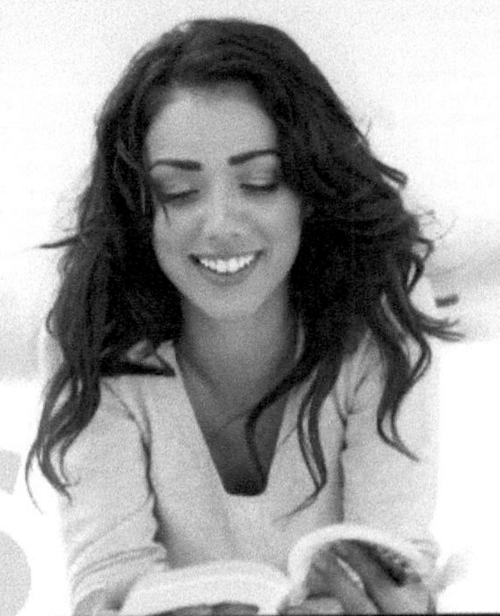

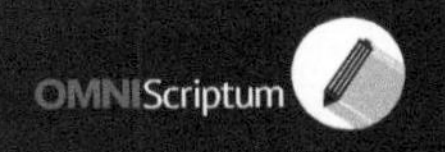

info@omniscriptum.com
www.omniscriptum.com
OMNIScriptum

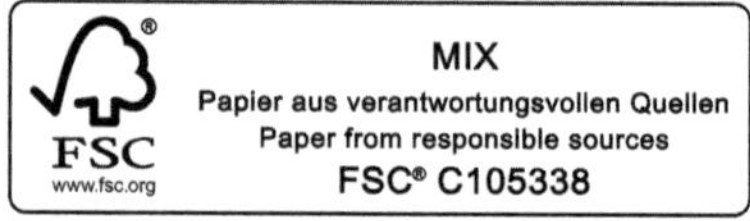

Printed by Books on Demand GmbH, Norderstedt / Germany